Deprofessionalisierung der Pflege

Christian Berberich

Deprofessionalisierung der Pflege

Coolout als inhärente Grundlage
einer unauflösbaren
deprofessionellen Berufswirklichkeit?

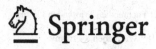 Springer

Christian Berberich
Flensburg, Deutschland

Die vorliegende Arbeit wurde 2021 von der Medical School Hamburg (MSH) – University of Applied Sciences and Medical University durch die universitäre Fakultät Humanwissenschaften als Masterarbeit angenommen.
Erstgutachter: Prof. Dr. habil. Dietmar J. Wetzel; Zweitgutachter: Prof. Dr. rer. medic. Olaf Schenk

ISBN 978-3-658-37622-2   ISBN 978-3-658-37623-9 (eBook)
https://doi.org/10.1007/978-3-658-37623-9

Die Deutsche Nationalbibliothek verzeichnet diese Publikation in der Deutschen Nationalbibliografie; detaillierte bibliografische Daten sind im Internet über http://dnb.d-nb.de abrufbar.

Planung/Lektorat: Renate Scheddin
Springer ist ein Imprint der eingetragenen Gesellschaft Springer Fachmedien Wiesbaden GmbH und ist ein Teil von Springer Nature.
Die Anschrift der Gesellschaft ist: Abraham-Lincoln-Str. 46, 65189 Wiesbaden, Germany

Danksagung

Trotz des vorliegenden brisanten Themas einer Deprofessionalisierung der beruflichen Handlungswirklichkeit konnte ich durch eine Vielzahl an Anregungen und wertschätzenden Gesprächen neue Erkenntnisse einpflegen und meinen kritischen Analyseansatz weiter treu bleiben. Ein wichtiger Raum für Ideen und intensive Diskurse boten die regelmäßigen Gespräche insbesondere mit meinem Erst- und Zeitgutachter Prof. Dr. habil. Wetzel und Prof. Dr. rer. medic. Schenk (Medical School Hamburg – University of Applied Sciences and Medical University), die mir im Laufe meiner Bearbeitung mit hilfreichen Ratschlägen zur Seite standen. Ohne Sie wäre die Initiative zur Veröffentlichung nicht entstanden, dafür nochmals ein herzliches Dankeschön!

Danken möchte ich auch meiner Lebenspartnerin und Freundin Hanna für ihre unentbehrliche und geduldsame Unterstützung beim Korrekturlesen, Motivationsinitiativen und intellektuellen Hilfestellungen. Ohne diese private Unterstützung wäre dieses Vorhaben nicht möglich gewesen.

Zum Abschluss möchte ich auch meinem besten Freund Patrick danken, der mir auch in dieser schweren Corona-Zeit häufige Ablenkungen verschafft hat und mit hilfreichen Hinweisen zur Seite stand. Liebe Grüße gehen in die schöne Pfalz!

Flensburg   Christian Berberich
den 15.03.2022

Zusammenfassung

Bezogen auf das Berufsfeld der Pflege wird mit Blick auf professionelles Pflegehandeln der Prozess der Deprofessionalisierung beobachtet, der dieses konterkariert und/oder verhindert. In diesem Zusammenhang kann die Behinderung inhärenter Merkmale für professionelles (Pflege-)Handeln (Sicherstellung der somato-psycho-sozialen Integrität des Patienten ohne Folgebeschädigung, wissenschaftliches Handeln und kollegiale, professionsethische Selbstkontrolle) durch hemmende bzw. blockierende Strukturen des Gesundheitswesens und durch Pflegekräfte selbst (ökonomische Kolonialisierung, verzögerte Akademisierung der patientennahen Pflege und marginale berufspolitische Partizipationskultur der Pflegekräfte) wahrgenommen werden. Ein ausgewähltes Kernproblem, das eine deprofessionelle Berufswirklichkeit weiter unterhält, stellt die Ambivalenz zwischen dem pflegefachlichen Anspruch einer patientenorientierten Pflege und den gegebenen konfliktreichen Arbeitsbedingungen (Personalmangel, Arbeitsverdichtung, Zeitdruck u. a. m.) dar. Diese Paradoxie lässt ein professionelles Pflegearbeiten im therapeutischen Arbeitsbündnis nicht zu. Dabei kommt es zur moralischen Desensibilisierung der Pflegekräfte im Sinne eines Coolouts, die die deprofessionelle Berufswirklichkeit weiter prozessieren lässt. Ohne eine Überwindung dieser Widersprüchlichkeit zwischen Sollen und Sein, scheint der professionssoziologische Handlungsanspruch nach Oevermann (1996) und Borgetto (2017) auch in Zukunft nicht realisierbar zu sein.

Abstract

Within the professional field of nursing it is observed that the process of deprofessionalisation is contradicting and/or blocking the professional nursing actions. In this context, the interference of inherent characteristics for professional nursing actions (securing the soma-psycho-social integrity of the patient without consequential damage, scientific actions, conduct as well as the collegial, profession-ethical self-control) can be perceived both through inhibiting or blocking structures of healthcare and through the nurses themselves (economical colonization, the delay of patient centred nursing academisation and the small political participation culture of nurses). A chosen core problem, which supports the deprofessional job reality, is the ambivalence between the theoretical aspiration for patient centred nursing and the actual given conflictual working conditions (lack of staff, increasing workload, time pressure, etc.). This paradox prohibits professional nursing work in a therapeutical work cooperation. It leads to a moral desensitization of nurses, in the form of a Coolout, that increases the deprofessionalization of the job reality. Hence, without overcoming the inconsistency between should and is, it looks like the professional-sociological action claim by Oevermann (1996) and Borgetto (2017) will also not be feasible in the future.

Inhaltsverzeichnis

Abkürzungsverzeichnis

AGVP	Arbeitgeberverband Pflege e. V.
APN	Advanced practice nurse
B-L-KS DQR	Bund-Länder-Koordinierungsstelle „Deutscher Qualifikationsrahmen"
BMG	Bundesministerium für Gesundheit
B.O.K.D.	Berufsorganisation der Krankenpflegerinnen Deutschlands
BRD	Bundesrepublik Deutschland
CHN	Community Health Nursing/Nurse
CW-Index	Comparable Worth-Index
DBfK	Deutscher Berufsverband für Pflegeberufe e. V.
DDR	Deutsche Demokratische Republik
DEKRA	Deutsche Kraftfahrzeug-Überwachungs-Verein e. V.
DGB	Deutscher Gewerkschaftsbund
DGIIN	Deutsche Gesellschaft für Internistische Intensivmedizin und Notfallmedizin e. V.
DGP	Deutsche Gesellschaft für Pflegewissenschaft e. V.
DIP	Deutsches Institut für angewandte Pflegeforschung e. V.
DKG	Deutsche Krankenhausgesellschaft e. V.
DPR	Deutscher Pflegerat e. V.
DQR	Deutscher Qualifikationsrahmen
DRG	Diagnosis Related Groups
eig. Herv.	eigene Hervorhebung
EG	Europäische Gemeinschaft
EQR	Europäischer Qualifikationsrahmen
EU	Europäische Union
G-BA	Gemeinsamer Bundesausschuss

GewO	Gewerbeordnung
GKV	Gesetzliche Krankenversicherung
Herv. i. Org.	Hervorhebung im Originalwerk
IAQ	Institut Arbeit und Qualifikation der Universität Duisburg-Essen
IAW	Institut für Angewandte Wirtschaftsforschung e. V.
ICN	International Council of Nurses
IPP	Institut für Public Health und Pflegeforschung der Universität Bremen
IPPR	Institute for Public Policy Research
KBV	Kassenärztliche Bundesvereinigung (KdöR)
o.J.	ohne Jahresangabe
o.S.	ohne Seitenangabe
PBKG SH	Pflegeberufekammergesetz Schleswig-Holstein
PflAPrV	Pflegeberufe-Ausbildungs- und -Prüfungsverordnung
PflBG	Pflegeberufegesetz
RLP	Rheinland-Pfalz
RN	Registered Nurse
StMGP	Bayerisches Staatsministerium für Gesundheit und Pflege
TraP	Transtheoretische Professionalisierungsmodell
u. a.	unter anderem
u. a. m	und andere mehr
VdPB	Vereinigung der Pflegenden in Bayern (KdöR)
ver.di	Vereinte Dienstleistungsgewerkschaft
WR	Wissenschaftsrat
ZQP	Zentrum für Qualität in der Pflege

Abbildungsverzeichnis

Einleitung

Eine Zuordnung der Pflege zu den Professionen ist in der professionssoziologischen Debatte seit Langem und auch gegenwärtig stark umstritten (Kälble, 2005). Unterdies wird der Diskurs bereits in einer ‚inneren' und ‚äußeren' Professionalisierung getrennt weitergeführt (siehe u. a.: Hülsken-Giesler, 2014, 2015; Lademann, 2018) und läuft hier Gefahr, einer multiperspektivischen und transtheoretischen Analyse (Borgetto, 2017) entrissen zu werden. Zugleich nimmt die Pflege für sich den Terminus der Profession bereits in vielfältiger Weise in Anspruch (siehe u. a.: DPR, 2021a; DBfK, 2021 oder Landespflegekammer RLP, 2021a), ohne dass sie in der professionssoziologischen Anschauung oder auch in der öffentlichen Wahrnehmung als solche verstanden wird (Kälble, 2005; Dörge, 2009, 2017). Bislang gelang es ihr nicht, ein Bild in der Öffentlichkeit zu generieren, „das die Pflegearbeit als eine hoch professionelle darstellt, die weder von anderen angeordnet noch von wenig qualifizierten Hilfskräften ausgeführt werden kann" (Krampe, 2016, S. 13). Längst hat sich jedoch auch die Bezeichnung ‚professionelle Pflegehandlung' fest im Sprachgebrauch der Pflegekräfte[1] etablieren können (Dörge, 2009, 2017). Hierbei stellt sich die Frage, inwiefern die Pflege, vor dem Hintergrund des sich weiter abzeichnenden Spannungsverhältnisses zwischen Ökonomisierungslogiken und einer ethisch-moralisch verpflichtenden und patientenorientierten Pflegearbeit (Mohr et al., 2020; Kersting, 2019; Marrs, 2007), dem von ihnen proklamierten Anspruch von Professionalität aus professionssoziologischer (Handlungs-)Sicht genügt (Dörge, 2009, 2017). In diesem Zusammenhang lässt sich konträr hierzu bereits eine spannungsgeladene Deprofessionalisierung der Pflegearbeit wahrnehmen (Wolf &

---

[1] *Genderhinweis: Sämtliche personenbezogenen Bezeichnungen sind genderneutral zu verstehen und gelten gleichermaßen für alle Geschlechter.*

C. Berberich, *Deprofessionalisierung der Pflege*, https://doi.org/10.1007/978-3-658-37623-9_1

Vogd, 2018; Grundke, 2009), die die notwendige Eigenzeit für professionelles
Pflegehandeln im therapeutischen Arbeitsbündnis konterkariert und/oder blockiert
(Bräutigam et al., 2014; Wolf & Vogd, 2018). Um dieses Spannungsverhältnis
zwischen Sollen (patientenorientierte Pflege) und Sein (wirtschaftliche Zwänge)
auszuhalten, kann eine moralische Desensibilisierung in Form von Coolout in
der Pflege wahrgenommen werden (Kersting, 2019). Dabei regen sich die Pflegekräfte über nicht realisierbare Arbeitsanforderungen und moralische Ansprüche
nicht mehr auf, sondern deuten die Probleme als ‚kleine Regelverletzungen‘ um,
stumpfen ab oder resignieren (Bobbert, 2019; Kersting, 2019, 2020a, 2020b).
Dabei kommt es bei den meisten Pflegekräften zu einer unmerklichen Gewöh-
nung an die Verletzung der angestrebten Norm, mit dem Ziel, handlungsfähig
bleiben zu können (Kersting, 2020b). „Hier in diesem Widerspruch objektiviert sich die Kälte: Die Strukturen fordern etwas, was nicht einzulösen ist. Sie
sind Kälte verursachend" (Kersting, 2020b, S. 71). Hierbei stellt sich in dieser Literaturarbeit die primäre Frage auf, inwiefern eine professionelle Pflege
im Kontext wirtschaftlicher Imperative (Mohr et al., 2020), gegenwärtig fehlender professionssoziologischer Voraussetzungen (Verwissenschaftlichung und
(Berufs-)Autonomie) (Dörge, 2009, 2017; Cassier-Woidasky, 2011) und einer
anhaltenden und schier unauflösbar erscheinenden moralischen Desensibilisierung (Kersting, 2019) überhaupt möglich erscheint und ob der häufig diffus und
unbestimmt gebrauchte Begriff Profession und/oder professionelle Pflege (Dörge,
2017) eher als kontrafaktisch expliziert werden kann. In Anbetracht dessen stellen sich sodann folgende zu bearbeitende Fragestellungen dieser Arbeit in den
Vordergrund:

- *Inwieweit liegt in der Berufsgruppe Pflege eine deprofessionelle Berufswirklichkeit vor und sind Pflegekräfte am Prozessieren dieser mitbeteiligt?*
- *Inwieweit begünstigt und manifestiert Coolout in der Pflege das Prozessieren
einer deprofessionellen Berufswirklichkeit?*

Dabei wird zu Beginn dieser Arbeit kritisch herausgearbeitet, was unter den
Begriffen Profession, (De-)Professionalisierung und professionelles Handeln aus
professionssoziologischer Sicht genau zu verstehen ist (Kap. 4) und inwieweit eine kolonialisierte Ökonomie, fehlende Berufsautonomie resp. marginale
berufspolitische Partizipationskultur (Hirt et al. 2016; Büker, 2018) und eine
Akademisierungsbestrebung auf einzelne Teilbereiche pflegerischen Handelns
(Schaeffer, 2004; Cassier-Woidasky, 2011; Moses, 2015) mit einer Deprofessionalisierung der Berufswirklichkeit zusammenhängt. Als Orientierung hierfür dienen
insbesondere der Strukturtheoretische Ansatz professionellen Handelns nach

Oevermann (1996), der durch das TraP nach Borgetto (2017) eine fruchtbringende Erweiterung erfährt (Abschn. 4.2). Auch soll in diesem Zusammenhang auf das Phänomen des Coolouts in der Pflege näher eingegangen werden (Abschn. 4.5). Im nächsten Schritt dieser Arbeit (Kap. 5) erfolgt sodann ein komparatives Vorgehen (siehe weitere Erläuterung in Kap. 3), wodurch die Theorie des Coolouts nach Kersting (2019) diskursiv mit den handlungsorientierten Professionsansätzen nach Oevermann (1996) und Borgetto (2017) in Bezug gebracht wird. Zudem soll der Vergleich durch den punktuellen Einsatz des heuristischen Modells multidimensionaler Patientenorientierung nach Wittneben (2003) verfeinert werden. Abgeschlossen wird diese Arbeit mit einem Gesamtresümee im letzten Teil (Kap. 6).

Stand der Forschung

2

Das Forschungsfeld der Professionssoziologie innerhalb des pflegewissenschaftlichen Diskurses kann bereits auf eine Vielzahl an Übersichtsarbeiten, Abhandlungen und Fachbeiträgen zurückblicken (siehe u. a.: Schaeffer, 2004, 2011; Kälble, 2005; Isfort, 2003a, 2003b; Stemmer, 2003; Hutwelker, 2005; Raven, 2007; Cassier-Woidasky, 2011; Hülsken-Giesler, 2014; Bollinger & Gerlach, 2015; Weidner, 2020; Dörge, 2009, 2017; Lademann, 2018), die sich auch heute noch im Kern mit der konsensualen Fragestellung befassen, wie aus professionssoziologischen (Handlungs-)Perspektiven relevante Problemlagen der Berufsdomäne gelöst werden können (Borgetto, 2017), und stellt somit einen fortlaufenden und aktuellen Prozess dar. Insbesondere durch die sukzessiven Forderungen, Etablierung und simultanen Abschaffungen von Pflegekammern und Pflegestudiengängen findet das Thema der Professionalisierung und Deprofessionalisierung verstärkt Resonanz in Wissenschaft sowie Gesellschaft und ist somit noch ein gegenwärtig fortlaufender und ungewisser Prozess (WR, 2012; Moses, 2015; Kuhn, 2016; Borgetto, 2017; Simon, 2018; Reuschenbach & Darmann-Finck, 2018; Lademann, 2018; Wolf & Vogd, 2018; Ewers & Lehmann, 2019; DGP & DPR, 2021; Lukuc & Dieckerhoff, 2021; Sell, 2021). Unterdies wird bereits von einer sog. „fragmentierten Pflegeprofession" (Sell, 2021, o. S.) gesprochen. Hierbei versteht sich diese Arbeit, einen zusätzlichen und kritischen Beitrag leisten und eine Erweiterung des Blickfelds in Richtung einer bereits eingesetzten Deprofessionalisierung des beruflichen Handlungsfelds aufzeigen zu wollen. Hierzu können gegenwärtig nur wenige Arbeiten vorgefunden werden, die sich *explizit* und ausschließlich mit dem Themenfeld der Deprofessionalisierung der Pflegearbeit aus der Perspektive eines handlungsorientierten Professionsansatzes befassen

© Der/die Autor(en), exklusiv lizenziert an Springer Fachmedien Wiesbaden GmbH, ein Teil von Springer Nature 2022
C. Berberich, *Deprofessionalisierung der Pflege*,
https://doi.org/10.1007/978-3-658-37623-9_2

(u. a.: Wolf & Vogd, 2018; Grundke, 2009). Als grundlegende Referenzliteratur dienen dieser Arbeit der strukturtheoretische Ansatz professionellen Handelns nach Oevermann (1996) und das Transtheoretische Professionalisierungsmodell nach Borgetto (2017). Gerade die Professionstheorie nach Oevermann (1996) erfreut sich auch heute noch einer breiten wissenschaftlichen Rezeption innerhalb professionssoziologischer Forschungsdebatten (siehe u. a.: Siepmann & Groneberg, 2012; Garz & Raven, 2015; u. a. m)[1]. Daraus folgend bietet die Theorie Oevermanns auch in dieser Arbeit eine analytische Projektionsfläche. Durch die gezielte Hinzunahme der Coolout-Theorie nach Kersting (2019), die das Phänomen der moralischen Desensibilisierung innerhalb des beruflichen Pflegesettings erforscht, kann die vorliegende Arbeit in ihrer Analyse präzisiert werden. Seit 1995 wird dieses Phänomen der moralischen Desensibilisierung angelehnt an die Metapher der Bürgerlichen Kälte nach Theodor W. Adorno und Max Horkheimer im pädagogischen Kontext qualitativ sozialwissenschaftlich erforscht. Für den pflegerischen Kontext setzte sich das Forschungsvorhaben durch den bereits 1999 erschienenen Aufsatz mit dem Titel ‚Coolout in der Pflege‘ von Kersting fort (Kersting, 2020a). Seit 2007 ist Coolout in der Pflege ein fest verankerter Forschungsschwerpunkt des Fachbereichs Sozial- und Gesundheitswesen der Hochschule Ludwigshafen am Rhein (Kersting, 2016). Seit 2011 wird das Forschungsvorhaben des Coolouts im Fachbereich Sozial- und Gesundheitswesen in dafür speziell eingerichteten AGs (sog. Coolout-AGs) mit Studenten fortgeführt. Hieraus sind zahlreiche Diplom-, Bachelor-, und Masterarbeiten hervorgegangen (Kersting, 2020a) (siehe hierfür z. B. Weinmann, 2021 – Pflegedidaktik zwischen Anspruch und Wirklichkeit). Neben der Erforschung der Pflegekräfte in der direkten Patientenversorgung erfolgten im Setting der Praxisanleiter und der Pflegepädagogik bereits weitere Folgestudien, die das vermeintlich unauflösbare Spannungsfeld zwischen Sollen und Sein auch dort aufdecken vermochten (Kersting, 2020b) (siehe hierfür z. B. Kersting, 2015 – „Bürgerliche Kälte“ in der beruflichen Bildung – Strukturelle Bedingungen und Reaktionen von Lehrern. Eine Analyse aus dem Berufsfeld der Pflegepädagogik). Auch heute noch erfährt die Metapher der Bürgerlichen Kälte im Bereich der soziologischen und pädagogischen Forschung Widerhall (siehe u. a.: Stückler, 2014; Gruschka et al., 2021). Dabei möchte auch diese Arbeit einen gewissen Beitrag für eine erweiterte Perspektive von Coolout im Zusammenhang mit einer deprofessionellen Berufswirklichkeit leisten. Flankiert wird das sozialwissenschaftliche Phänomen

---

[1] So können in zahlreichen Datenbanken eine Vielzahl an professionssoziologischen Werken verschiedenster Themenbereiche gefunden werden, die auf die Theorie professionellen Handelns nach Oevermann (1996) primär Bezug nehmen oder auf diese explizit verweisen.

des Coolouts in der Pflege durch seine proklamierte Ätiologie, die Ökonomisierung des Gesundheitswesens. Diese Problematik wird in dieser Arbeit und auch in der Forschung nicht negiert und ist weiterhin ein *hoch aktuelles Thema* (siehe u. a.: Bauer, 2006; Marrs, 2007; Senghaas-Knobloch, 2008; Slotala & Bauer, 2009; Auth, 2012, 2013; Simon, 2014; Becker et al., 2016; Hien, 2017; Wolf & Vogd, 2018; Sahmel, 2018a; Mohan, 2019; Starystach & Bär, 2019; Reinhart, 2020; Mohr et al., 2020; u. a. m.). Dabei darf nicht nur von einer temporären ‚Krise‘ ausgegangen werden (Sahmel, 2018a), sondern von einem „negativen Dauerzustand […], der kaum noch umkehrbar zu sein scheint“ (Sahmel, 2018a, S. 20).

Methodisches Vorgehen 3

Die vorliegende Arbeit, die sich zu Beginn der Professionssoziologie und anschließend dem Themenschwerpunkt der Deprofessionalisierung innerhalb der Pflege zuwendet, wurde als eine ausführliche Literaturarbeit konzipiert. Die Literaturrecherche erfolgte in Anlehnung an einem sensitiven Rechercheprinzip nach Nordhausen & Hirt (2020), wodurch eine hohe Gesamtzahl an Treffern (Übersichtsarbeiten, Fachartikel und Studien) zur Gesamtthematik der Pro- und Deprofessionalisierung einschließlich Coolout in der Pflege gefunden, eingesehen und in gewisse Themenschwerpunkte strukturiert werden konnte (siehe Tabelle S. 12). Dabei wurden die Inhalte danach bewertet, ob sie tatsächlich dem Erkenntnisinteresse der vorliegenden Arbeit und dessen Fragestellung dienen. Die themenspezifische und tabellarische Kategorisierung erfolgte nur für die Literatur, die eine rahmende und inhaltliche Formierung und Konzeptionierung auf die Erstellung der Arbeit hatte. Hierzu gehören insbesondere die klassischen, professionssoziologischen und pflegewissenschaftlichen Werke (wie z. B. Hartmann, 1972; Hesse, 1972; Kersting, 1999, 2016, 2019; Oevermann, 1996; Borgetto, 2017 u. a. m), die eine grundsätzliche und notwendige literarische Referenzgrundlage für die Beantwortung der Fragestellung darstellen.

Für die Literaturrecherche kamen hauptsächlich folgende wissenschaftliche Datenbanken zum Einsatz: SpringerLink, Google Scholar und PubMed. Flankiert wurde die Recherche zudem durch die interne Bibliothek der Medical School Hamburg (MSH) (via miliBib) und der Zentralen Hochschulbibliothek Flensburg inkl. dem gemeinsamen Verbundkatalog (GVK), der einen umfangreichen Zugriff auf zahlreiche theoretische Primärwerke (wie z. B. Oevermann, 1996; Hesse, 1972; Kersting, 2019; Wittneben, 2003 u. a. m.) sicherstellen konnte. Syntaktisch wurde die Literaturrecherche zudem durch Boolesche

C. Berberich, *Deprofessionalisierung der Pflege*,
https://doi.org/10.1007/978-3-658-37623-9_3

Operatoren (AND; OR; NOT) präzisiert, die eine weitere Eingrenzung des Suchfelds gewährleisten konnten. Als Suchbegriffe kamen dabei folgende Wörter gesondert und/oder kombiniert zum Einsatz: ‚Pflege‘, ‚Pflegekraft‘ ‚Professionalisierung‘, ‚Profession‘, ‚Deprofessionalisierung‘, ‚(de-)professionell‘, ‚Coolout‘, ‚Bürgerliche Kälte‘, ‚Patientenorientierung‘ ‚Ökonomisierung‘, ‚Arbeitsbedingung(en)‘, ‚Akademisierung‘, ‚akademisch‘ und ‚Rationalisierung‘. Da sich der Schwerpunkt der vorliegenden Arbeit auf den deutschsprachigen Pflegeraum und dessen professionssoziologischen und deprofessionellen Berufsaspekte konzentriert hat, wurde ausschließlich auf deutschsprachige Literatur zurückgegriffen und die Literaturauswahl in Hinblick auf den gebotenen Umfang somit notwendigerweise begrenzt. Lediglich Studien, die den Zusammenhang zwischen Personalbesetzung und -qualifikation und Mortalitätsraten resp. Versorgungsqualität erforschten, wurden aus dem englischsprachigen Kontext akquiriert. Darüber hinaus wurde überwiegend auf Literatur (z. B. Übersichtsarbeiten), die sich bereits mit anderen Werken inhaltlich überschnitt, verzichtet. Auch erfolgte eine Recherche abseits wissenschaftlicher Inhalte in pflegerischen Fachzeitschriften, Online-Tageszeitungen, Pressemeldungen und Informationsportalen.

Auf Basis der durchgeführten Literaturrecherche und -verarbeitung erfolgt im vierten Kapitel dieser Arbeit ein vergleichendes, metatheoretisches Vorgehen im Sinne eines komparativen Konzepts (Lorig, 2007), das bereits auf eine breite Anwendung im Bereich der Politikwissenschaft zurückblicken kann (Beyme, 1988). Dabei konnte insbesondere eine eklektische Betrachtungsweise vorgenommen werden, die in erster Linie nicht den Ausschluss oder die Auflösung von Theorien, sondern die Integration, Verbindung und Verknüpfung verschiedener Positionen zur Aufgabe hatte (Zierer, 2009). In diesem Zusammenhang wurde die Coolout-Theorie nach Kersting (1999, 2016, 2019) durch den Strukturtheoretischen Ansatz professionellen Handelns nach Oevermann (1996) flankiert durch das Transtheoretische Professionalisierungsmodell (TraP) nach Borgetto (2017) komparativ in Beziehung zueinander gebracht. Auf diese Weise konnte der Beantwortung der hier aufgestellten Frage, ob das Phänomen des Coolouts eine inhärente Grundlage für das Prozessieren einer deprofessionellen Berufswirklichkeit darstellt, theoriebasiert nachgegangen werden. Zudem erfolgte im späteren Verlauf der Analyse der punktuelle Einbezug des heuristischen Modells der multidimensionalen Patientenorientierung nach Wittneben (2003). Infolgedessen konnte eine noch tiefere und metatheoretische Einsicht in die Komplexität der Deprofessionalisierung der Pflege expliziert werden (Abb. 3.1).

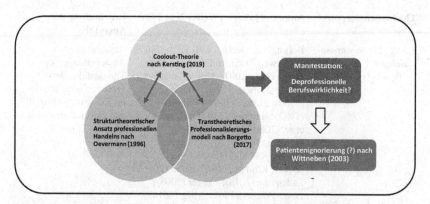

Abb. 3.1 Gegenüberstellung der drei Theoriegerüste im Sinne des komparativen, metatheoretischen Vorgehens inkl. Zusammenhang zur Patientenorientierung nach Wittneben (2003). (Eigene Darstellung)

Insgesamt konnte die Arbeit somit folgende weiterführende Anregung von Kersting (2020a) aufgreifen:

- „Es wäre die Frage zu stellen nach Abgrenzungen oder Übereinstimmungen zwischen verschiedenen Theorien/Konzepten mit der hier entfalteten kritischen Perspektive sowie daraus resultierende wechselseitige Anregungen und Ergänzungen." (Kersting, 2020a, S. 257)

Themenschwerpunkt	Autoren (Jahr) – (Treffer N = 172)[1]	Begründung der Auswahl
• **Allg. Professionssoziologie** *(n = 33)*	Bollinger & Gerlach (2015); Bollinger & Grewe (2002); Bollinger (2018); Brühe et al. (2004); Cassier-Woidasky (2011); Daheim (1992); Dewe et al. (1986); Etzioni (1969); Hampel (1983); Hartmann (1972); Helsper et al. (2000); Hesse (1972); Hülsken-Giesler (2014); Klement (2006); Kälble (2005); Käppeli (2011); Krampe (2016); Kuhn (2016); Lademann (2018); Langer (2005); Löser-Priester (2002); Mieg (2018); Motzke (2014); Pfadenhauer (2003); Schaeffer (2004, 2011); Schmidbauer (2002); Siegrist (2005); Sprondel (1972); Streckeisen (2015); Utermann (1971); Vogel (2000); Weidner (2020)	Ausführliche Ausarbeitungen des Themenfelds der Professionssoziologie im Kontext des Sozial- und Gesundheitswesens
• **Professionssoziologischer Handlungsansatz** *(n = 20)*	Borgetto (2017); Dörge (2009, 2017); Garz & Raven (2015); Helsper et al. (2000); Hutwelker (2005); Isfort (2003a, 2003b); Marotzki (2004); Oevermann (1981a, 1981b, 1996, 1999, 2004, 2005, 2013); Ophardt (2006); Raven (2007); Veit (2004); Weidner (2020)	Ausführliche Ausarbeitungen mit Fokus auf professionelles Handeln inkl. *Grundlagenliteratur (Oevermann und Borgetto)* für das komparative Vorgehen

---

[1] **Anmerkung**: Der Gesamttrefferwert entspricht jedoch nicht für sich alleinstehende Literaturquellen. So konnten zeitgleich mehrere Treffer derselben Literaturquellen erzielt werden, die sich mit mehreren der hier differenzierten Themengebieten zeitgleich beschäftigt haben. Zudem umfasst die hier eingeschlossene Literatur viele große Übersichts- bzw. Literaturarbeiten zu den o.g. Themenschwerpunkten. Des Weiteren werden diese durch professionssoziologische Theorien und Abhandlungen ergänzt, die im professionssoziologischen Diskurs in der Domäne des Sozial- und Gesundheitswesens eine vielfältige Anwendung erfahren.

Themenschwerpunkt	Autoren (Jahr) – (Treffer N = 172)	Begründung der Auswahl
• **Deprofessionalisierung** **– (Handlungsorientiert)** *(n = 2)*	Grundke (2009); Wolf & Vogd (2018)	Ausführliche Ausarbeitungen mit Fokus auf das pflegerische Handeln im Kontext einer Deprofessionalisierung pflegerischer Arbeit
• **Ökonomisierung/Prekarisierung der pflegerischen Berufswirklichkeit** *(n = 34)*	Auth (2012, 2013); Bär & Pohlmann (2016); Bauer (2006); Becker et al. (2016); Blättner & Freytag (2021); Bobbert (2019); Bourgeron et al. (2021); Bräutigam et al. (2014); Evans & Ludwig (2019); Hans-Böckler-Stiftung (2020); Hien (2017); Institut DGB-Index Gute Arbeit (2018); Isfort et al. (2016); Könninger et al. (2021); Krampe (2014); Lück & Melzer (2020); Marrs (2007); Mohan (2019); Mohr et al. (2020); Pfau-Effinger et al. (2008); Sahmel (2018a); Senghaas-Knobloch (2008); Simon (2005, 2014, 2015a, 2016a, 2016b, 2020); Slotala & Bauer (2009); Starystach & Bär (2019); Schmucker (2020); Teigeler (2021); Zander & Busse (2017)	Umfangreiche und kritische Ausarbeitungen über die marktlogischen Verwertungsinteressen im Gesundheitswesen, die in der Lage sind, zu einer Verhinderung professioneller Pflegearbeit zu führen

Themenschwerpunkt	Autoren (Jahr) – (Treffer N = 172)	Begründung der Auswahl
• **Akademisierung der Pflege(Handlung) in Deutschland** *(n = 49)*	Agnes-Karll-Gesellschaft für Gesundheitsbildung und Pflegeforschung (2018); Arens (2014, 2016); Bartholomeyczik (2017); Bergjan et al. (2021); Bollinger & Grewe (2002); Broens et al. (2017); Burgi & Igl (2021); Bundes-Dekanekonferenz Pflegewissenschaft et al. (2021); Caissier-Woidasky (2011); Darmann-Finck & Reuschenbach (2018); Darmann-Finck (2020); DBfK (2019); Deutscher Bundestag (2019); DEKRA Akademie (2021); DGP & DPR (2021); Dieterich et al. (2019); Gerlach (2013); Händler-Schuster et al. (2021); Hasseler (2019); Kälble (2013, 2017); Krampe (2013, 2016); Kraushaar (1994); Köpke et al. (2013); Lehmann & Behrens (2016); Lehmann et al. (2016, 2019); Lukuc & Dieckerhoff (2021); Maier (2018); Mertens et al. (2018); Mäteling (2006); Mayer (2010); Meyer-Kühling (2019); Moses (2015); Pflegestudium.de (2016); Reinhart (2015); Reuschenbach & Darmann-Finck (2018); Robert Bosch Stiftung (1992); Sahmel (2018b); Sander (2017); Schaeffer (2004, 2011); Schaeffer et al. (2008); Simon (2016c); Szepan (2021); Tannen et al. (2016); WR (2012)	Breit angelegte Literatur-, Sammelwerke und Fachbeiträge über den Prozess der Akademisierung der Pflege in der BRD zzgl. kritischen Betrachtungen des Zwischenstands

Themenschwerpunkt	Autoren (Jahr) – (Treffer N = 172)	Begründung der Auswahl
• **Coolout in der Pflege** (*n = 8*)	Burkhardt (2019); Kersting (1999, 2015, 2016, 2019, 2020a, 2020b); Kersting & Meisterernst, (2020)	Grundlagenliteratur, die die Beschreibung eines sozialwissenschaftlichen Phänomens der moralischen Desensibilisierung in der Pflege thematisiert. Die Coolout-Theorie nach Kersting dient hierbei als Referenzbasis für das komparative Vorgehen.
• **Bürgerliche Kälte** (*n = 4*)	Adorno (2016); Bremer & Gruschka (1987); Gruschka (1994); Stückler (2014)	Umfassende Ausarbeitungen der Metapher der Bürgerlichen Kälte
• **Berufspolitische Partizipation in der Pflege/ Berufsautonomie** (*n = 21*)	Bayrischer Landespflegerat (2020); Büker (2018); Creutzburg (2021); Drebes et al. (2017); Hanika (2019); Hirt et al. (2016); Hofmann (2013); Kluth (2008, 2020); Kuhn (2016); Langer (2005); Linseisen (2018); Roßbruch (2014); Schroeder (2018); Schwinger (2018); Sell (2021); Simon (2015b); Springer Medizin (2018); Steppe (2000); Weidner (2015, 2019)	Kritische Ausarbeitungen, Artikel und Auseinandersetzungen der pflegerischen berufspolitischen Organisationskultur inkl. Grundlagenliteratur
• **Patientenorientie- rung und -ignorierung** (*n = 1*)	Wittneben (2003)	*Grundlagenliteratur* für die Definitionsgrundlage des Begriffs ‚Patientenorientierung' bzw. ‚Patientenignorierung'

Theoretische Konzeption

4

Akademisierung der Pflege, neuste (pflege-)wissenschaftliche Erkenntnisse, wachsender und sich zuspitzender Fachkräftemangel, Pflege als Kind seiner Geschichte, Ökonomisierungs- und Rationalisierungsdruck im Gesundheitssystem, Coolout in der Pflege, mangelnde berufspolitische Partizipationskultur der Pflegebasis – all dies sind wesentliche Schlagworte, die im Zusammenhang zur Entwicklung der Pflegeberufe in Deutschland genannt und die im Prozess der Professionalisierung der Pfleg diskutiert und reziprok zusammengedacht werden müssen (Bollinger & Grewe, 2002; Senghaas-Knobloch, 2008; Isfort & Weidner, 2007; Kolodziej, 2012; Gerlach, 2013; Hofmann, 2013; Moses, 2015; Becker et al., 2016; Büker, 2018; Linseisen, 2018; Kersting, 2019, 2020a, 2020b; Mohr et al., 2020). In Anbetracht einer ersten intuitiven Überlegung stellen sich sodann die Fragen auf, inwiefern eine Personalknappheit (Isfort & Weidner, 2007; Simon, 2015a, 2016a; Isfort et al., 2016) korrespondierend mit einem noch stockenden Verwissenschaftlichungsprozess in der patientennahen Pflege (DGP & DPR, 2021; Lukuc & Dieckerhoff, 2021) eine professionelle Handlungswirklichkeit erzeugen kann? Oder inwiefern eine noch gegenwärtige marginale berufspolitische Organisationsstruktur und -kultur der Pflegebasis (Hirt et al., 2016; Büker, 2018) einem Rationalisierungs- und Kostensenkungsdruck (Becker et al., 2016) in einem korporatistischen Gesundheitssystem (Gerlinger, 2009) autark begegnen kann?

© Der/die Autor(en), exklusiv lizenziert an Springer Fachmedien Wiesbaden 17
GmbH, ein Teil von Springer Nature 2022
C. Berberich, *Deprofessionalisierung der Pflege*,
https://doi.org/10.1007/978-3-658-37623-9_4

Im Hinblick darauf weist bereits Schmidbauer (2002) auf eine „Utopie der Emanzipation durch Professionalisierung" (Schmidbauer, 2002, S. 9) der Pflege hin, die auf ein berufliches Leitbild mit faszinierenden Widersprüchen aufbaut[1] (Schmidbauer, 2002; Hofmann, 2013). Auch Dörge (2009) zeigt in ihrer Analyse auf, dass professionelles pflegerisches Handeln derzeit kein Alltagsphänomen, sondern lediglich eine Ausnahmeerscheinung in der Pflege darstellt (Dörge, 2009). Nur wenige Jahre später sieht Käppeli (2011) durch den Einzug der Akademisierung bereits einen Grund zur Euphorie (Hülsken-Giesler, 2014): „Nach mehr als 20 Jahren fokussierten Bemühens um die Akademisierung ihrer beruflichen Bildung und die pflegewissenschaftliche Durchdringung ihrer Praxis ist der Übergang von der vorwissenschaftlichen Profession zur wissenschaftlichen Disziplin auch in den deutschsprachigen Ländern vollzogen worden" (Käppeli, 2011, S. 9). In diesem Kontext wirft Hülsken-Giesler (2014) die Nachfrage auf, ob nun damit die Utopie der Emanzipation durch Professionalisierung eingelöst worden ist? Wo steht die Pflege in Deutschland heute? Welche Wegrichtungen sind zu erwarten und in absehbarer Zeit erkennbar? Diese Fragen zu beantworten setzt zunächst das Verständnis dafür voraus, was unter den Begriffen ‚Professionalisierung', ‚Profession' und ‚professionelles Handeln' aus professionssoziologischer Sicht zu verstehen ist (Hülsken-Giesler, 2014) und ob sich die Pflege gar in einen Gegenprozess in Richtung einer deprofessionellen Berufs- bzw. Handlungspraxis zusteuert, wie bereits Bollinger & Hohl (1981) dies für die des Ärzte-Standes aus Sicht eines subjektorientierten Professionsansatzes konstatieren konnten (Bollinger & Hohl, 1981). In Anbetracht dessen soll in dieser theoretischen Konzeption ein kritischer Blick auf professionssoziologische Entwicklungen innerhalb der Pflege geworfen werden. „Zwar finden sich bereits zahlreiche Übersichtsarbeiten dieser Art, die hohe Dynamik im Gesundheitswesen im Allgemeinen und in der Pflege und Pflegewissenschaft im Besonderen fordert jedoch dazu auf, sich den Stand der Diskussion stetig neu zu vergegenwärtigen" (Hülsken-Giesler, 2014, S. 378).

---

[1] „Die Geschichte der Pflege ist eine Geschichte voller Widersprüche, die sich auch im beruflichen Selbstverständnis der Pflegenden niederschlägt. Während ein Teil der pflegewissenschaftlichen Avantgarde für eine neue Aufgabenverteilung im Sinne einer „Aufgabenübernahme nichtärztlicher Heilberufe sowohl im delegativen als auch eigenverantwortlichen Sinne" plädiert, erleben sich die Pflegenden in der Praxis weiterhin als fremdbestimmtes, letztes Glied, als „Mädchen für alles" im Zusammenspiel der Gesundheitsberufe. Dieser Eindruck wird durch das politische Ohnmachtserleben der Pflege bestätigt, die als größter Gesundheitsberuf kein offizielles politisches Mitspracherecht hat" (Hofmann, 2013, S. 100).

In den folgenden Abschnitten werden im Rahmen einer wissenschaftlich-theoretischen Annäherung die im allgemeinen Sprachgebrauch und im Professionalisierungsdiskurs vielmals diffus gebrauchten Begriffe von Profession und Professionalisierung (Dörge, 2009, 2017; Weidner, 2020; Hülsken-Giesler, 2014) anhand professionssoziologischer Ansätze nachgezeichnet (Abschn. 4.1). Darauf rückt die Strukturlogik professionellen Handelns nach Oevermann (1996) in den Fokus der Auseinandersetzung (Abschn. 4.2.1). Aufbauend dazu soll der Ansatz nach Oevermann (1996) durch das Transtheoretische Professionalisierungsmodell nach Borgetto (2017) vorgestellt und ausgeweitet werden (Abschn. 4.2.2). Auf dieser Weise kann abschließend eine umfassendere Auseinandersetzung mit der scheinbaren Deprofessionalisierung der Pflege (Wolf & Vogd, 2018; Bräutigam et al., 2014; Grundke, 2009) mit Hilfe des Transtheoretischen Professionalisierungsmodells nach Borgetto (2017) erfolgen (Abschn. 4.3). Hierfür werden drei wesentliche und gegenwärtig ungünstige Verläufe in der Pflege vorgestellt (Ökonomisierung und ihre Auswirkungen, zögernde Akademisierung und marginale berufspolitische Teilhabe), die eine vermeintliche professionelle Handlungswirklichkeit zu konterkarieren vermögen.

4.1 Profession und Professionalisierung

Der Diskurs über Professionalisierung und Profession hat Anfang der siebziger und achtziger Jahre in der deutschsprachigen Berufssoziologie (u. a. Hesse, 1972; Hartmann, 1972; Daheim, 1970, 1973) im Zuge ausgeweiteter Rezeptionen aus dem englischsprachigen Raum und durch die Etablierung moderner Wirtschaftsgesellschaften sowie mit dem stetig wachsenden Wohlstand und der damit zusammenhängenden Nachfrage an qualifizierten Dienstleistungen seinen Höhepunkt erreicht (Weidner, 2020; Daheim, 1992). Infolge dessen wurden zahlreiche Begriffsdefinitionen dafür geliefert, was unter dem Begriff der Professionalisierung verstanden werden kann bzw. soll (Weidner, 2020). Auch heute noch besteht in der Anwendung der Begriffe ‚Profession‘ und ‚Professionalisierung‘ in der pflegeberuflichen Literatur kein gemeinsamer Konsens darüber, was unter diesen Begriffen in Bezug auf die Pflegeberufe zu verstehen ist (Lademann, 2018; Bollinger & Gerlach, 2015; Kälble, 2005). Längst wird der Terminus ‚professionelle Pflege‘ nicht mehr nur im elaborierten Sprachcode wissenschaftlicher Personengruppen, Fachzeitschriften und/oder Fachbüchern des Berufsstands verwendet, sondern hat sich bereits fest im alltäglichen Sprachgebrauch der Gesamtgruppe der Pflegenden avanciert (Dörge, 2009). In Anbetracht dessen erscheint eine

Einordnung anhand professionssoziologischer Ansätze hilfreich, um das Phänomen ‚Profession' und ‚Professionalisierung' systematisch einzuordnen und zu
reflektieren (Gerlach, 2013). Diese Ansätze sollen im Folgenden näher erläutert
werden.

Der klassische Begriff der Professionalisierung wurde insbesondere durch die
Arbeiten von Hartmann (1972) und Hesse (1972) in die Debatte der deutschsprachigen Berufssoziologie implementiert und weiterentwickelt. Eine der primären
Fragestellungen hierbei lautet, wie und auf welche Art und Weise sich Berufe[2]
zur Profession konstituieren (Weidner, 2020; Kälble, 2005). Damit bildeten sich
zu Beginn der professionssoziologischen Überlegungen in Deutschland vornehmlich merkmalsorientierte Ansätze heraus (Kälble, 2005), die ihr Augenmerk
darauf legten, welche Indikatoren ein bestimmter Beruf inzwischen erfüllt bzw.
welche formalen Merkmale noch nicht eingelöst worden sind (Weidner, 2020;
Dörge, 2017; Krampe, 2016; Hülsken-Giesler, 2014). Als wesentlicher Protago-
nist kann insbesondere Hesse (1972) angeführt werden. In seiner umfassenden
Literaturanalyse mit Rückgriff auf Publikationen aus dem angelsächsischen Raum
(Weidner, 2020; Dörge, 2017) konnte er folgenden Kriterienkatalog herausarbei-
ten (Hülsken-Giesler, 2014), den eine Profession in ihrer Konstruktion aufweisen
muss resp. kann (Hesse, 1972):

- Die berufliche Tätigkeit basiert auf einer langandauernden, theoretisch fundier-
  ten Spezialausbildung in Form eines Studiums (wissenschaftliche Ausbildung).
- Alle Berufsinhaber sind in ihrem Handlungsfeld an gewisse, verbindliche
  Verhaltensnormen gebunden (Code of ethics, Code of conduct).
- Ausgeprägte berufliche Organisation mit einer weitgehenden Selbstverwaltung
  und Disziplinargewalt.
- Die Aufnahme der beruflichen Tätigkeit setzt das Gelingen einer Abschluss-
  prüfung voraus, die überwiegend in den Händen der beruflichen Organisation
  liegt.
- Die Berufsinhaber gelten als Experten in ihrer Domäne resp. Sachgebiet
  und genießen eine beträchtliche, persönliche und sachliche Gestaltungs- und
  Entscheidungsfreiheit (Handlungsmonopol).
- Der Aufgabenbereich ist gegenüber anderen Professionen und/oder Berufen
  klar abgegrenzt und somit monopolisiert.

---

[2] Als Berufe werden in diesem Zusammenhang ähnlich wie bei Weber (Krampe, 2016) die
„[...] dauerhafte, standardisierte, auf eine Spezialisierung der Fähigkeit beruhende Form der
Bereitstellung von Arbeitsvermögen" (Beck et al., 1980, S. 25) verstanden.

- Die Ausübung orientiert sich nach einem gesellschaftlichen Zentralwert. Die Arbeit ist ein Dienst an die gesellschaftliche Allgemeinheit und dient der Stabilität der Bevölkerung und dem öffentlichen Wohl. Die Befriedigung privater Interessen steht nicht im Vordergrund.
- Öffentliche Werbung ist den Berufsinhabern untersagt; zwischen ihnen herrscht ein hoher Grad an Kollegialität (beruflicher Zusammenhalt resp. gemeinsame, berufliche Identität).
- Die Berufsinhaber haben mit besonders intimen und wichtigen Angelegenheiten zu tun.
- Titel, Orden, Preise und Ehrenämter gelten als Gradmesser für Erfolg und Tüchtigkeit und weniger die Höhe des Einkommens.
- Die Entlohnung der einzelnen Leistungen der Berufsinhaber ist generell-abstrakt reglementiert.
- Die Berufsinhaber wenden generell-abstraktes Wissen auf singuläre konkrete Fälle an; demnach sind ihre Tätigkeiten nicht standardisierbar (Hesse, 1972; Weidner, 2020)[3].

Somit führt Hesse (1972) formale attribuierte Merkmale auf, die Professionen gegenüber anderen Berufen idealtypisch auszeichnen. Erst durch das bewusste und planvolle Bemühen, das zum Erlangen dieser Professionsmerkmale im Sinne eines Konstruktionsprozesses führt, kann ein Beruf laut Hesse (1972) erst als Profession gelten (Hesse, 1972; Dallmann & Schiff, 2016). Des Weiteren sieht Hesse (1972) im Begriff der Profession eine gewisse Gruppe von Berufen, „die, in vergangenen Epochen mit einem Höchstmaß an Einfluß und Ansehen ausgestattet, auch für die Gegenwart angesichts ihrer Macht und ihres Prestiges, aber auch in ihren Einkommenserwartungen deutlich von anderen Gruppen abgehoben erscheinen" (Hesse, 1972, S. 50). Während die Theologie, Jurisprudenz und die Medizin als sog. „old established-professions" (Hesse, 1972, S. 45) zunächst durchgängig als klassische resp. etablierte Professionen bezeichnet werden können (Weidner, 2020; Hesse, 1972), gelten die Pflegeberufe gemäß der hier vorgestellten professionssoziologischen Konzeption im besten Fall (noch) als ‚Semi-Profession'[4] (Etzioni, 1969; Sprondel, 1972; Hampel, 1983; Mauritz et al., 2015; Wolf & Vogd, 2018). Dabei nehmen diese häufig eine subordinierte Stellung ein, weil ihnen die für die Profession durchzusetzende (Berufs-)Autonomie

---

[3] Eine Auflistung von Professionsmerkmalen kann auch bei Hülsken-Giesler (2014) und Dewe & Stüwe (2016) eingesehen werden.

[4] Eine Auflistung und Beschreibung der Kriterien für eine Semi-Profession, die insbesondere noch auf die deutsche Pflege zutreffen (Wolf & Vogd, 2018), können bei Dewe & Otto (1984) eingesehen werden.

gegenüber staatlichen Institutionen fehlt und sie an Stelle dieser unter die Vormundschaft bzw. Kontrolle anderer, ihnen übergeordneten Leitprofessionen (wie z. B. die der Medizin) gestellt werden (Klement, 2006).

> Demnach sind Pflegeberufe Berufe, „die ihr Tätigkeitsspektrum durch die Leitprofession Medizin zugewiesen bekommen. Welche Tätigkeiten für prestigeträchtig und welche minderwertig und deshalb delegierbar gehalten werden, definiert nicht die Pflege, sondern die Profession Medizin als höher gestellter Beruf.[5] Zwar sind beide Berufe voneinander abhängig, die Pflege ist jedoch in der machtloseren Position." (Klement, 2006, S. 47)

Darüber hinaus fehlt den Semi-Professionen eine volle akademische Primärqualifizierung (Klement, 2006) wie sie auch in der deutschen Pflege gegenwärtig für den Großteil der Pflegefachpersonen, insbesondere in der direkten Patientenversorgung, vorgefunden werden kann (siehe hierfür Abschn. 4.3.3).

> Die Betrachtung der von Hesse genannten, allen merkmalsorientierten professionstheoretischen Konzepten gemeinsamen Charakteristiken einer Profession […] lässt den Schluss zu, dass Pflegeberufe nach derzeitigem Stand (noch) nicht zu den Professionen gezählt werden können. Unter Anlegungen formal-äußerlicher Kriterien ist Pflege in ihrem Professionalisierungsbestreben weit vom berufspolitisch artikulierten Ziel […] entfernt. (Dörge, 2017, S. 40)

Auch wenn beruflich Pflegende diese analytische Bezeichnung der ‚Semi-Profession' häufig beanstanden, weil sie in dieser eine normative Festschreibung vermuten, so kommen sie jedoch zu dem gleichen Schluss, wenn sie von dem sog. ‚Sonderweg' der Pflege in Deutschland sprechen, der im Vergleich zu anderen Berufszweigen oder gar im Vergleich zur Pflege in anderen Staaten einen eigentümlichen und anachronistischen Weg eingeschlagen hat (Bollinger & Grewe, 2002; Hofmann, 2013). Als besondere Merkmale dieses Sonderwegs der deutschen Pflege heben Bollinger und Grewe (2002) in ihrer berufssoziologischen Analyse insbesondere Folgende hervor:

---

[5] Trotz intensiver Arbeitsteilung im Versorgungsauftrag sind dem Autoren *gegenwärtig keine pflegerischen Tätigkeiten bekannt, die von der Berufsgruppe Pflege im Sinne gleichgestellter interprofessioneller Zusammenarbeit originär an die Ärzteschaft gemäß einer rechtsformalen Anordnung delegiert werden.* Weiterhin können oftmals festgefahrene Hierarchien, ein autokratischer Führungsstil, z. T. die althergebrachten, anachronistischen Rollenbilder zwischen ‚Schwester' und Mediziner in der Berufswirklichkeit vorgefunden werden, die sich als Innovationsbremsen gegenüber Professionalisierungstendenzen der Pflege beobachten lassen (Simon & Flaiz, 2015).

- „die für Berufsbildungsprozesse in Deutschland atypischen Modalitäten der Ausbildung[6];
- die für die Entlohnung im Öffentlichen Dienst atypische Tarifgestaltung;
- die ungewöhnliche hohe Abhängigkeit von einem anderen Beruf (der Medizin) in der Definition der Wissensbasis, der Ausbildung, der Examinierung sowie der Problemdeutung und der Maßnahmendefinition in der beruflichen Praxis[7];
- die»Zersplitterung« des Pflegeberufs in unterschiedliche Pflegeberufe mit z. T. gänzlich unterschiedlichen Regulierungsgraden und -ebenen (Krankenpflege, Kinderkrankenpflege, Altenpflege, Entbindungspflege)[8];
- die mangelnde Existenz einer einheitlichen berufsverbandlichen Vertretung wegen der Vielzahl historisch gewachsener und um Partikularinteressen organisierter Verbände;
- die Geschlechtsspezifität bei der Rekrutierung und – etwas überspitzt formuliert – die damit verbundene öffentliche Wahrnehmung der Pflege als»angewandte Weiblichkeit«"[9] (Bollinger & Grewe, 2002, S. 43 f.), die sich auch heute noch in Form von einer sprachlichen Anwendung der anachronistischen ‚Berufsbezeichnung Schwester' durch Berufsangehörige selbst beobachten lässt (Lay, 2003; Landespflegekammer RLP, 2018);

---

[6] „In traditionellen Kernberufen wie der Pflege wird es von Länder- und Bundesministerien reguliert und nicht wie sonst üblich nach dem Ordnungsrahmen des dualen Systems" (Hilbert et al., 2014, S. 43).

[7] Auch heute noch findet Pflege besonders im Kontext des stationären Bereichs „in einem medizinisch-therapeutisch dominierten Setting statt. Aus dieser Situation heraus ergeben sich für Pflegekräfte alltäglich erhebliche Rollenambivalenzen. Der durch die Ärzte definierte und paternalistisch-autoritär bestimmte Versorgungs- bzw. Behandlungsbedarf steht immer wieder im Widerspruch zu dem wahrgenommenen bzw. ermittelten subjektiven Versorgungsbedarf des pflegebedürftigen Klientels" (Dörge, 2017, S. 53 f.).

[8] „Mit dem Gesetz über die Pflegeberufe (Pflegeberufegesetz – PflBG) bleibt trotz zahlreicher Bemühungen zur Schaffung einer primärqualifizierenden generalistischen Ausbildung die bisherige Dreiteilung in die allgemeine Pflege und die Kinder- und Altenpflege aufrechterhalten" (Igl, 2017, S. 859). Dies zeigt sich durch die Wahlfreiheit am Ende des zweiten Ausbildungsdrittels, in dem die Auszubildenden neben dem generalistischen Weg eine theoretische Spezialisierung je nach Vertiefungseinsatz wählen dürfen (siehe hierfür §59 PflBG). Zudem genießt der gesonderte Altenpflege- und Gesundheits- und Kinderkrankenpflegeabschluss keine automatische EU-Anerkennung und muss somit gesondert in Form von einer Einzelfallprüfung in anderen EU-Mitgliedstaaten anerkannt werden (BMG, 2021a).

[9] Als Grundlagenliteratur im Sinne einer historischen Analyse resp. Aufarbeitung für die Gegenwart kann vorzugsweise die Arbeit von Bischoff (1997): „Frauen in der Krankenpflege" oder von Rübenstahl (2011):»Wilde Schwestern« genannt werden.

- „die – vor allem im Vergleich zur angelsächsischen Pflege – fehlenden
  Voraussetzungen und Möglichkeiten, eigenständig und systematisch eine wis-
  senschaftlich begründete Pflege zu entwickeln"[10] (Bollinger & Grewe, 2002,
  S. 44).

Auch gegenwärtig – so wird diese Arbeit noch aufzeigen – können, mit Blick
auf die Arbeitssituation im Ausland, in Deutschland weiterhin Tendenzen eines
Sonderwegs wahrgenommen werden (Zimmermann & Peters, 2021; Hofmann,
2013; DIP, 2013), wobei eine ausschließliche professionssoziologische Auseinandersetzung mit externen formalen Attributen eine Vernachlässigung von
berufsinternen bedeutsamen Prozessen bewirken könnte (Weidner, 2020). Demnach gilt eine alleinige Betrachtung von Professionsmerkmalen in der aktuellen
professionssoziologischen Debatten weitgehend als überholt (Lademann, 2018;
Hülsken-Giesler, 2014).

Der Begriff der Professionalisierung hingegen steht am häufigsten für einen
vielschichtigen Prozess, durch den ein Beruf oder eine bestimmte Berufsgruppe
sich in Richtung einer Profession im Sinne eines ‚Aufstiegsprojekts' weiterentwickelt. Hierbei wird von manchen Professionssoziologen eine zeitlich invariante
Abfolge von Entwicklungsschritten bzw. Etappen angenommen, die ein Beruf in
seiner Emanzipation zur Profession durchlaufen muss (Kälble, 2005). So betont
Hartmann (1972) in Abgrenzung zum merkmalsorientierten Ansatz von Hesse
(1972) intensiver den dynamischen Charakter des Professionalisierungsprozesses
(Dörge, 2017). Hierbei differenziert er im Kontext seiner professionssoziologischen Überlegungen die Etappen ‚Arbeit', ‚Beruf' und ‚Profession' und setzt
diese in einer prozesshaften Wegstrecke in Bezug zueinander, wobei ‚Arbeit' als
Beginn und ‚Profession' als anzustrebender Endpunkt festgelegt wird (Hartmann,
1972; Kuhn, 2016; Bollinger, 2018; Dörge, 2017; Weidner, 2020). Der Übergang
von Arbeit zum Beruf wird hierbei als ‚Verberuflichung' und der Übergang von
Beruf zur Profession als ‚Professionalisierung' bezeichnet (Hartmann, 1972). Als
Verberuflichung wird „die Entwicklung von laienhaften ausgeübten Tätigkeiten
hin zu einem Beruf verstanden, der eine definierte Ausbildung zur Voraussetzung

---

[10] Trotz einsetzender (Teil-)Akademisierung seit den 1990er (Gerlach, 2013; Schaeffer,
2011; Schaeffer et al., 2008; Krampe, 2013) verfügen heute lediglich ein Bruchteil der Pflegenden im patientennahen Setting eine akademische Primärqualifizierung (Simon, 2016c;
Meyer-Kühling, 2019), die eine wissenschaftliche Begründung und Reflexion des Pflegehandelns ermöglicht (Dörge, 2009, 2017). „Es wäre vermessen zu behaupten, dass die Pflegewissenschaft in Deutschland so weit entwickelt sei, dass sie als etablierte Wissenschaftsdisziplin
zu bezeichnen wäre" (Bartholomeyczik, 2017, S. 102). - eine nähere Eruierung erfolgt im
Abschn. 4.3.3

hat" (Kälble, 2005, S. 221). Hingegen stellt die Professionalisierung für Hartmann (1972) die verstärkte Verwissenschaftlichung des Wissenskanons und die intensivere soziale Ausrichtung und Orientierung auf die Gesellschaft dar (Hartmann, 1972; Kuhn, 2016; Bollinger, 2018). Dabei wird ein größeres Prestige korrespondierend mit einem höheren Einfluss auf die Gesellschaft, eine stärkere Identifikation zur Berufsgruppe und eine gesteigerte Zuordnung des Berufs in ein allgemeines soziales Netzwerk mit einer sozialen kollektivitätsorientierten Dienstgesinnung angestrebt (Hartmann, 1972; Kuhn, 2016; Dörge, 2017; Weidner, 2020). Ein Rückfall von der Profession Richtung Beruf und Beruf Richtung Arbeit ist nach Hartmann (1972) im Sinne einer Berufsauflösung und/oder Deprofessionalisierung ebenso möglich (Hartmann, 1972; Kuhn, 2016; Dörge, 2017). Insgesamt stellt die dynamische Entwicklung der Professionalisierung im Gegensatz zur Verberuflichung nach Hartmann (1972) einen fortschrittlicheren Prozess dar. Die beim Beruf vordergründlich auf Effizienz forcierte Systematisierung des Wissens wird im Kontext von Professionalisierungsprozessen um das innewohnende Element der theoretischen Reflektion in Richtung Verwissenschaftlichung vorangetrieben (Hartmann, 1972; Dörge, 2017). Auch Utermann (1971) versteht in seinen soziologischen Ausarbeitungen unter Professionalisierung einen Prozess, an dessen Beginn die Positionsinhaber eines Berufs die Notwendigkeit einer gesteigerten systematisierten Wissensgrundlage erkennen und anstreben, wodurch eine Neureglung und Höherqualifizierung des Ausbildungswesens anvisiert wird (Weidner, 2020). Folgt man nun Hesse (1972), der zwischen Berufskonstruktion und Professionalisierung unterscheidet, oder Hartmann (1972), der die Entwicklung eines Berufs als eine aufsteigende Rangfolge von der Arbeit über den Beruf bis zur Profession mittels der Prozesse Verberuflichung und Professionalisierung beschreibt, dann kann heute von einer Verberuflichung der Pflege gesprochen werden[11] (Kälble & Pundt, 2016; Kälble, 2013). Die Wegstrecke zum Beruf konnte

---

[11] Trotz der Sichtweise einer Verberuflichung der Pflege konstatierte jedoch Kälble (2005) in diesem Zusammenhang Folgendes: „Zugleich sind auf der Ebene der personenbezogenen, direkten Pflege (aufgrund von Rationalisierungszwängen) Tendenzen einer „Entberuflichung" festzustellen (Zunahme gering qualifizierter Pflegekräfte)" (Kälble, 2005, S. 235). Diese Tendenz wird insbesondere im Setting der ambulanten Pflegeeinrichtungen schrittweise Wirklichkeit. So sank z. B. die Fachkraftquote von 2017 zu 2019 in Hamburg und Schleswig-Holstein um fast sechs Prozentpunkte. Des Weiteren stieg die Beschäftigtenzahl mit nicht-pflegerischen Berufsabschluss um elf und beim ungelernten Personal um ganze 69 Prozent an (Statistikamt Nord, 2021). Auch in der Altenpflege liegt die Quote von Nicht-Fachkräften bei etwa 50 % (Greß & Stegmüller, 2016): „Dieser Trend zur De-Qualifizierung kann […] in Verbindung mit einer Reihe weiterer Determinanten von Rahmenbedingungen mit Blick auf die Qualität der Pflegetätigkeit nicht folgenlos bleiben" (Greß & Stegmüller, 2016, S. 15).

die (Kranken-)Pflege allerdings nur sehr mühsam und langsam durchschreiten (Kruse, 1987).

Neben der indikatorischen-merkmalstheoretischen Position kann als weiterer professionssoziologischer Ansatz die funktionalistische Position aufgeführt werden, die wesentlich auf Parson zurückzuführen ist (Weidner, 2020; Motzke, 2014; Mieg, 2018). Im Zentrum steht an dieser Stelle die approximative Kongruenz des Professionalisierungsprozesses mit dem Rationalisierungsprozess einer Gesellschaft. Professionen werden hierbei als Institutionen gesellschaftlicher altruistischer Wertrealisierung wahrgenommen, die hinsichtlich gesellschaftlicher Zentralwerte Funktionen übernehmen, die sich in den jeweiligen Formen ihrer Organisationsstrukturen wiederfinden lassen (Weidner, 2020; Dewe et al., 1986). Zudem verweist der Ansatz auf die Relevanz der Selbstregulierungskompetenz der Professionsinhaber in Bezug auf Ausbildung, Berufszugang und -zuschnitt (Heiner, 2004; Krampe, 2016). Als wesentliches Merkmal hebt Parson neben einer affektiven Neutralität und Kollektivitätsorientierung (Motzke, 2014) im Sinne einer ethischen Verhaltensmaxime eine intellektuelle Komponente in der Anwendung beruflichen Handelns hervor (Parson, 1968; zitiert nach Mieg, 2018), die vornehmlich durch eine wissenschaftliche Ausbildung inkorporiert[12] werden muss (Mieg, 2018):

> First among these criteria is the requirement of formal technical training accompanied by some institutionalized mode of validating both the adequacy of the training and the competence of trained individuals. [...] giving prominence to an intellectual component [...]. The second criterion is that not only must the cultural tradition be mastered, in the sense of being understood, but skills in some form of its use must also be developed. The third and final core criterion is that a full-fledged profession must have some institutional means of making sure that such competence will be put to socially responsible uses. (Parson, 1968, S. 536; zitiert nach Mieg, 2018, S. 104)

„Mit Parsons' Theorie des Strukturfunktionalismus wird den ,professions' ein systematischer Platz im Rahmen einer allgemeine Gesellschaftstheorie zugewiesen" (Bollinger, 2018, S. 26), in der „implizit ein harmonisches Gesellschaftsbild zugrundeliegt [sic]" (Weidner, 2020, S. 47). Genau hier liegt die Besonderheit des funktionalistischen Ansatzes, indem dieser das Konzept Profession erstmalig in Bezug zur gesellschaftlichen Gesamtheit stellt (Krampe, 2016). Im

---

[12] Der Begriff der sog. ,Inkorporation' soll in dieser Arbeit im Sinne Bourdieus (1983) Verständnisses des kulturellen Kapitals aufgefasst werden. Hierbei wird die Inkorporation als ein verinnerlichter, körpergebundener Zustand, in Form von dauerhaften Dispositionen des Organismus verstanden, der durch ein Verinnerlichungsprozess (z. B. durch Lernen) erzeugt wird (Bourdieu, 1983).

Großen und Ganzen subsumiert der funktionalistische Ansatz insgesamt folgende Komponenten, die sich nach Parson in erster Linie in akademischen Berufen wiederfinden lassen: wissenschaftliches Expertenwissen der Professionsinhaber, Autonomie des Berufs und gesellschaftliche Gemeinwohlorientierung (Krampe, 2016; Löser-Priester, 2002; Weidner, 2020; Motzke, 2014). Als Hauptkritik gegen Parsons Ansatz wird hingegen die idealtypische Rolle des Professionsinhabers angeführt, der in allen Aspekten einen allumfassenden normativen Charakter repräsentiert, der hingegen nicht immer mit dem tatsächlichen Verhalten des Professionsinhabers in Einklang zu bringen ist (Löser-Priester, 2002). Möchte man allerdings die deutschen Pflegeberufe diesem Ansatz gegenüberstellen, so erschöpft sich dieses Konzept vorwiegend im Kontext einer gesellschaftlichen und mandatierten Gemeinwohlorientierung.[13] Nach wie vor herrscht in der Pflegepraxis die Problematik einer nicht ausreichenden (Handlungs-)Autonomie, die in der Lage wäre, aus dem Schatten der Medizin und Ökonomie heraustreten und damit den Status des Pflegeberufes aufwerten zu lassen (Schroeter, 2019; Breinbauer, 2020; Cassier-Woidasky, 2011; Siegrist, 2005). Zugleich beinhaltet die medizinische Handlungsautonomie auch weiterhin das Monopol, ihr eigenes Zuständigkeitsspektrum eigenständig zu definieren und Tätigkeiten an Nachbarberufen zu delegieren oder substituieren[14] (Klement, 2006). So konstatiert Cassier-Woidasky (2011) in diesem Zusammenhang, „dass die Pflege sich noch nicht von der Medizin emanzipiert hat, während sie mit der Ökonomie schon unter neuer Fremdbestimmung steht" (Cassier-Woidasky, 2011, S. 172). Darüber hinaus ist eine (noch) nicht hinlängliche Fundierung pflegewissenschaftlichen Wissens im Denkstil und Handeln der beruflichen Akteure (Brühe et al., 2004; Lademann, 2018) im patientennahen Setting vorzufinden (Dörge, 2009; 2017; Meyer-Kühling, 2019).

---

[13] Angesichts einer gesamtgesellschaftlichen Veränderung (demographischer Wandel und Veränderung des Krankheitsspektrums – Robert Koch-Institut, 2015) steigt die Bedrohung eines subjektiven und/oder objektiven Pflegebedarfs, der der Pflege ein gesellschaftliches Mandat zuweist (Dörge, 2017).

[14] So entschied auch der G-BA, in dem die ärztliche Profession die einzige Berufsgruppe aus dem Bereich Medizin/Gesundheit mit Stimmrecht vertreten ist (Busch & Woock, 2021), welche übertragbaren ärztlichen Tätigkeiten zur selbstständigen Ausübung an Pflegefachkräfte im Sinne eines *Modellvorhabens* (gem. § 63 Abs. 3c SGB V) übertragen werden *dürfen* (G-BA, 2021).

Als abschließender professionssoziologischer Ansatz dieses Kapitels soll der Machttheoretische angeführt werden, der größtenteils aus der funktionalistischen Position hervorgegangen ist[15] (Weidner, 2020). Ausschlaggebend durch die Arbeiten von Larson (1977), Freidson (1994) und Macdonald (1995) geriet dieser Ansatz in das Blickfeld der professionssoziologischen Debatte. Innerhalb dieser beschäftigt man sich in erster Linie mit der Frage, auf welche Art und Weise gewisse Berufe eine außergewöhnliche Anerkennung erwerben und verteidigen können (Krampe, 2016). „Der machttheoretische Ansatz versteht den Prozeß der Professionalisierung als eine Strategie von Berufen, sich Kompetenzen und Monopole zu sichern" (Löser-Priester, 2002, S. 19). Aus dieser Perspektive können bestimmte Berufe[16] ein Monopol ihrer angebotenen Dienstleistungen durchsetzen und sich ein hohes Maß an Autonomie sichern, das ihnen exklusive Privilegien und Vorteile gegenüber anderen Berufszweigen verschafft (Krampe, 2016). Dadurch verfügen die Professionsinhaber über eine (Teil-)Kontrolle bestimmter Märkte (Weidner, 2020; Krampe, 2016), die sie auch bei Bedarf verteidigen und ausweiten können (Krampe, 2016). Dieser Vorteil wird jedoch im Kontext machttheoretischer Ansätze ebenso stark kritisiert (Löser-Priester, 2002). „Gemeinwohlorientierung, Dienstideal und die Idee der Selbstkontrolle stehen hier unter dem ideologiekritischen Verdacht, lediglich Rechtfertigungen eines lukrativen Berufsmonopols zu sein" (Schmeiser, 2006, S. 306). „Nach diesem Verständnis geht es den Professionen weniger um die Lösung funktionaler Probleme der Gesellschaft als vielmehr um den Aufbau spezifischer Machtpotentiale" (Löser-Priester, 2002, S. 19). Entgegen dieser eingebrachten Kritik betont Cassier-Woidasky (2011) jedoch Macht als notwendiges formales und legitimes Merkmal professionellen Handelns, wohingegen der Machtbegriff gesellschaftlich häufig negativ konnotiert ist (Cassier-Woidasky, 2011). Schöniger (1998) sieht im Einsatz der Macht innerhalb der intersubjektiven Beziehung zwischen Pflegefachperson und Patient deshalb verschiedene Zielsetzungen und handlungsleitende Interessen, die je nach Kontext zu differenzieren sind. So kann Macht nach der Maxime von Zwang missbraucht als auch im Interesse von Unterstützung bzw. Hilfe eingesetzt werden (Schöniger, 1998; Cassier-Woidasky, 2011). Demzufolge konstatiert Schöniger (1998), dass Macht als wertneutral zu erachten sei und erst durch die Intentionen und Interessen des Machtanwenders ein Werturteil über die Anwendung der Macht

---

[15] Siehe hierfür auch Daheim (1992) – „Vom funktionalistischen Modell der Profession zum Machtmodell – eine amerikanische Diskussion" (Daheim, 1992, S. 22 ff.).

[16] Als exemplarisches Beispiel kann insbesondere der Beruf des Arztes genannt werden, der in Illichs (2007) medizinsoziologischen Analyse – „Die Nemesis der Medizin. Die Kritik der Medikalisierung des Lebens" – scharfe Kritik erfährt.

gezogen werden kann (Schöniger, 1998). „Daher ist „Macht über" von „Macht
für" zu unterscheiden: Macht „über jemandem" strebt Dominanz und Kontrolle
an, während Macht „für etwas" dazu dienen kann, zu Besten derer zu wir-
ken, über die man Macht hat" (Cassier-Woidasky, 2011, S. 173). Aus Sicht
des Machtansatzes, der aus dem Ideal des Empowerments hervorgeht (Cassier-
Woidasky, 2011), können die zunehmenden Emanzipationsbestrebungen für mehr
berufliche Selbstbestimmung vor allem seit Beginn der zweiten Hälfte des 20.
Jahrhunderts, ausgelöst durch die pflegehistorische Asymmetrie zwischen dem
(männlichen) Arzt und der (weiblichen) ‚Schwester' als legitim eingestuft werden
(Streckeisen, 2015; Bischoff, 1997; Rübenstahl, 2011). Es wird sich in Zukunft
zeigen, inwieweit die Pflegeberufe in Deutschland im Rahmen ihrer andauernden
Professionalisierungs- und Emanzipationsbestrebung (Krampe, 2016) an formalen
Machtdynamiken im Gesundheitswesen partizipieren werden, um im besten Fall
für eine Verbesserung der Krisenbearbeitung am Patienten einzustehen (Streckeisen, 2015). „Allerdings muss Macht von der Pflege auch gewollt und nicht
wie bisher als was Unanständiges betrachtet werden. [...], [es] besteht hier noch
erheblicher Entwicklungsbedarf" (Cassier-Woidasky, 2011, S. 180).

4.2 Professionelles Pflegehandeln

[Professionelles Pflegehandeln ist] wesentlich wichtiger [...] als die Frage danach, ob
die Pflege eine Profession, eine Semi-Profession oder gar keine Profession ist. Erst
im Handeln selbst zeigt sich das wahre Gesicht einer Profession. Dabei liegen dem
handlungsorientierten Ansatz Prinzipien zugrunde, wie sie hilfreich sein können für
die pflegerische Praxis und Ausgangspunkt sein können für eine klare Beschreibung
und Analyse der professionellen Arbeit in der Pflege. (Isfort, 2003a, S. 277)

In den nachfolgenden zwei Unterkapiteln sollen zwei aufbauende professionssoziologische Handlungsansätze rekonstruiert werden. Während die bislang
vorgestellten Konzeptionen die Professionalisierung aus einer Makroperspektive
zu beleuchten erlaubten, dabei aber die expliziten Arbeitsinhalte und interaktiven
Handlungsvollzüge Gefahr laufen, aus dem Blickfeld zu geraten (Hülsken-
Giesler, 2014), versuchen die nachfolgenden Professionsansätze professionelles
Handeln auf der Binnenebene zu begründen. Demnach lässt sich Professionalität nunmehr nicht hauptsächlich an kollektiven Merkmalen eines Berufsstandes
ausmachen, sondern realisiert sich vielmehr auf der Ebene des beruflichen Handelns im Kontext einer intersubjektiven Beziehung zwischen Pflegefachperson

und Patient (Hülsken-Giesler, 2014; Raven, 2007; Isfort 2003a, 2003b). Infolgedessen stehen die performativ handelnden Akteure (Hülsken-Giesler, 2014) im
Mittelpunkt der nachfolgenden professionssoziologischen Auseinandersetzung.

4.2.1 Strukturtheoretischer Ansatz professionellen Handelns

Mit einer einhergehenden Wendung der Professionsdebatte innerhalb der Pflege
(Weidner, 2020), ebenso ausgelöst durch die Ermanglung eigener soziologischer
Professionskonzepte (Dörge, 2017), rückten Aspekte von professionellen Handlungskompetenzen der beruflichen Akteure in den Mittelpunkt der pflegewissenschaftlichen Analyse. Dabei fand der Strukturtheoretische Ansatz professionellen
Handelns nach Oevermann (1996) eine besondere Resonanz. Dieser Ansatz geht
primär aus der interaktionistischen Position hervor (Weidner, 2020; Krampe,
2016) und setzt seinen Fokus verstärkt auf innerberufliche Prozesse und auf
die inkorporierten Handlungskompetenzen der Berufsinhaber (Krampe, 2016).
Dabei hält Oevermann (1996) weiterhin an den Merkmalen wie Autonomie, wissenschaftliches Expertenwissen und Gemeinwohlorientierung nach Parson fest
(Krampe, 2016; Dörge, 2009, 2017), die in der Rückgewinnung der Autonomie
individueller Lebenspraxis durch professionelle Unterstützung eine immanente
Rolle spielen (Borgetto, 2017; Dörge, 2009, 2017; Helsper et al., 2000; Raven,
2007). „Einerseits besteht [somit] eine greifbare Nähe zur klassischen Pro-
fessionssoziologie, andererseits belebt und bereichert der handlungsorientierte
Ansatz den professionstheoretischen Diskurs mit einer perspektivischen Erwei-
terung und Vertiefung des betrachteten Gegenstandes" (Dörge, 2017, S. 46).
Professionalisierung des Berufsfelds Pflege beschreibt unterdies nicht mehr länger die Entwicklung vom Beruf zur Profession im Sinne eines berufspolitischen
Durchsetzungsprozesses (Raven, 2007), sondern „vor allem das Problem der
Ausstattung der beruflichen Akteure mit ihrem Aufgabenprofil angemessenen
Handlungskompetenzen" (Raven, 2007, S. 198). In seiner „revidierten Theorie
professionalisierten Handelns" (Oevermann, 1996, S. 70) geht Oevermann (1996)
von individuellen Krisensituationen und Handlungsproblemen aus[17], die mit Hilfe
von stellvertretender Krisenbewältigung und professioneller Hilfe kompensiert
werden können (Borgetto, 2017; Helsper et al., 2000; Oevermann, 1996). Da

---

[17] Oevermann (2005) versteht in diesem Zusammenhang unter einer Krise die
„Beschädigung der somato-psycho-sozialen Integrität des einzelnen konkreten Lebens
[...]. Sie setzt dort ein, wo die konkrete Lebenspraxis ihre Krisenbewältigung, z. B. in
Gestalt einer Krankheit, nicht mehr selbständig bewältigen kann" (Oevermann, 2005, S. 23,
Herv. i. Org.).

die drei bereits genannten Merkmale bedeutende Charakteristika und notwendige Voraussetzung professionellen Handelns abbilden, erfolgt zunächst deren Darlegung, bevor im weiterem Verlauf auf die spezifischen Strukturmerkmale professionellen Handelns eingegangen wird (Dörge, 2017).

Professionen verfügen in ihrer intersubjektiven Arbeit mit ihren Klienten und innerhalb der Institutionen über ein Höchstmaß an Autonomie. Die Gegebenheit der Klientenautonomie begründet sich wesentlich im Kontext therapeutischen Handelns in einer geschädigten Integrität eines Hilfesuchenden und seines in dieser Krisensituation heraus resultierenden Gesuchs, dem im Form professionellen Handelns begegnet und entsprochen wird (Dörge, 2017). „Diese Ereignisse können schmerzhaft im Sinne der Negativität der Verletzung oder der Positivität der glückhaft-ekstatischen Erfüllung sein" (Oevermann, 2004, S. 165). Organisationsautonomie lässt sich weder aus der Spezifität der Leistungen einer Profession noch durch den Markt selbst bestimmen (Oevermann, 1996; Dörge, 2017), sondern erfordert „eine kollegiale, auf Verinnerlichung professionsethischer Ideale angewiesene Selbstkontrolle" (Oevermann, 1996, S. 70). Im Handeln und in ihrem Leistungsspektrum beziehen sich die unterschiedlichen Professionen auf verschiedene gesellschaftlich geprägte Wertuniversalien (Dörge, 2017). Zu diesen zählen Zentralwerte wie Wahrheit, Moral, Recht und Gesundheit, die dem öffentlichen Wohl einer Gesellschaft dienen[18] (Dörge, 2017; Vogel, 2000). Auch hier weist professionelles Handeln nach Oevermann (1996) eine starke normative Gemeinwohl- und Kollektivitätsorientierung auf, die die „Aufrechterhaltung und Gewährleistung einer kollektiven Praxis von Recht und Gerechtigkeit [...] und die Aufrechterhaltung und Gewährleistung von leiblicher und psychosozialer Integrität des einzelnen im Sinne eines geltenden Entwurfs der Würde des Menschen [...]" (Oevermann, 1996, S. 88) zum Ziel hat. Um nun Problem- und Krisenlagen stellvertretend lösen zu können, erfolgt von Seiten des professionell Handelnden ein Rückgriff auf erfahrungswissenschaftliche Erkenntnisgrundlagen und wissenschaftliche Begründungsbasen. Hierbei stellt nach Oevermann (1996) professionelles Handeln den gesellschaftlich-lebenspraktischen Ort dar, in dem sich eine dialektische Vermittlung von Theorie und Praxis wiederfinden lässt (Dörge, 2017; Oevermann, 1996, 2005).

Professionelles Handeln fußt dabei auf den Bedingungen verwissenschaftlichter Rationalität. Der Rückgriff auf eine erfahrungswissenschaftliche Erkenntnis- und

---

[18] „So arbeitet der Arzt am Zentralwert „Gesundheit", der Jurist am Zentralwert „Gerechtigkeit" und der Theologe ebenso wie der Therapeut am Zentralwert „Glück" bzw. „Seelenheil"" (Vogel, 2000, S. 325).

> Begründungsbasis erlaubt und ermöglicht dem professionell Handelnden die im Rahmen stellvertretender Deutung für und mit dem Klienten zu treffenden Entscheidungsfindungen, die immer einer wissenschaftlich reflektierten Begründung bedürfen. (Dörge, 2017, S. 47)

Demzufolge wird Professionalität als eine situative Fähigkeit verstanden, wissenschaftlich fundierte und abstrakte Kenntnisse in konkreten Fallsituationen angemessen anwenden zu können. Hieraus entsteht jedoch das dialektische Folgeproblem einer Gleichzeitigkeit von Entscheidungszwang und Begründungsverpflichtung (Weidner, 2020; Oevermann, 1996), das unter dem zeitlichen Handlungsdruck mancher Situationen intuitiv und spontan erfolgen muss (Dörge, 2017; Weidner, 2020).

> Jeder Handelnde handelt implizit, was auch immer er tut, unter Inanspruchnahme des Prinzips, die Gründe für sein Handeln angeben und rechtfertigen zu können. Gleichzeitig ist die Lebenspraxis genau dadurch geprägt, daß sie Entscheidungsprobleme, vor die sie gestellt ist, lösen muß. Also sie muß einem Entscheidungszwang genügen, d.h. sie muß Entscheidungen auch dann treffen, wenn in diesem Moment das Prinzip des Begründungszwangs nicht einlösbar ist. *Der Begründungszwang ist damit aber nicht suspendiert, sondern nur aufgeschoben [...].* (Oevermann, 1981a, S. 8; zitiert nach Weidner, 2020, S. 49f., eig. Herv.)

In diesem Zusammenhang stellen nach Oevermann (1996) der Entscheidungszwang und die Begründungsverpflichtung konstitutive Eigenschaften einer professionalisierten Praxis dar. Zwar besteht die wissenschaftliche Begründungsverpflichtung auch in anderen Berufsgruppen, jedoch fehlt häufig die Eigenschaft des Entscheidungszwangs in deren Handlungspraxis (Dörge, 2017). Oevermann (1981a) beschreibt dies exemplarisch anhand eines Ingenieurs wie folgt:

> Wenn er (der Ingenieur, F. W.) die Konstruktion einer Brücke, die er an einem bestimmten Ort mit bestimmten Sicherheitsmargen zu erfüllen hat, nach dem besten Erkenntnisstand der für sein Handeln zuständigen Wissenschaft nicht mehr begründen kann, dann ist die einzige Entscheidung, die ihm übrig bleibt, die Brücke nicht zu bauen. Diese Entscheidung ist voll determiniert durch den Nachweis der nicht leistbaren Begründung. (Oevermann, 1981a, S. 11; zitiert nach Weidner, 2020, S. 50)

Eine Pflegekraft kann also im Sinne Oevermanns (1981a, 1996) entgegen des angeführten Ingenieurbeispiels einen Patienten, der gepflegt werden muss, aufgrund eines situativ nicht begründbaren Zustands einfach nicht versorgen. Aufgrund der Lebenspraxis und einer vorliegenden subjektiven Betroffenheit des Patienten, müssen so vor Ort Handlungsentscheidungen für die pflegerische Arbeit getroffen werden (Weidner, 2020). Wenn Oevermann (1996) in diesem Zusammenhang von der ambivalenten Einheit von Theorie und Praxis spricht, zwischen denen professionelles Handeln zu vermitteln versucht (Dörge, 2017), so ist mit dieser Praxis „die konkrete, in ihrem Fall einzigartige Lebenspraxis des Klienten gemeint" (Dörge, 2017, S. 48). Genau hier setzt professionelles Handeln an, indem es auf die stellvertretende Lösung des Problems der konkreten Krisensituation ausgerichtet ist (Dörge, 2017; Raven, 2007; Helsper et al., 2000), wobei die Problemlösung auf Grund der Einzigartigkeit eines jeden Falls weder durch alleinigen Rückgriff auf standardisierte Rezepte noch auf Grundlage eines hermeneutischen Fallverstehens erfolgen kann (Dörge, 2017; Weidner, 2020; Raven, 2007). Demnach ergeben sich aufgrund der Paradoxie einer Gleichzeitigkeit von Theorie und Praxis für das professionelle pflegerische Handeln sowohl Dilemmata als auch Herausforderungen (Dörge, 2017).

> In diesem Sinne kann nun auch die im Kontext der Pflege viel zitierte Formel von der widersprüchlichen Einheit von „Theorieverstehen" und „Fallverstehen" als eine dialektische „Versöhnung von standardisierten ingenieurialen Wissenskomponenten und nicht-standardisierbaren Fallkomponenten im interventionspraktischen professionellen Handeln aussagekräftiger präzisiert werden. Es geht also um die quasi kunstvolle Verknüpfung von standardisierten und nicht-standardisierbaren Komponenten professionalisierter Praxis, wobei das „Künstlerische" dieses Vorgangs ausschließlich dem Faktum der Nicht-Standardisierbarkeit zuzuschlagen ist. (Raven, 2007, S. 204, Herv. i. Orig.)

So hat die Pflegekraft es nicht einzig und allein mit ingenieurialen Wissensanwendungen im Sinne schematischer Handlungsabläufen, sondern mit grundsätzlich nicht standardisierbaren Problemkonstellationen (Lebenskrisen) einer Lebenspraxis zu tun, deren Bewältigung auch immer eine fallspezifische (nicht-schematische) Anwendung wissenschaftlich gesicherten Wissens (=interventionspraktische Wissensanwendung) notwendig macht (Garz & Raven, 2015).

Neben dem hier rekonstruierten theoretischen Verständnis von der Praxis professionalisierten Handelns können noch weitere spezifische Elemente des Oevermann'schen Ansatzes expliziert werden (Dörge, 2017). Diese werden im Nachfolgenden nachskizziert.

Die dem professionalisierten Handeln innewohnende spezifische und dialektische Vermittlung von Praxis und Theorie vollzieht sich im lebendigen Alltag – im sog. Arbeitsbündnis. Dabei handelt es sich um eine konkrete und individuelle soziale Beziehung zwischen Patientem und professionell Handelndem, die im Kontext einer Krisenbewältigung erforderlich wird (Dörge, 2017; Oevermann,

1996, 2005). Hierbei fasst Oevermann (1996) das Arbeitsbündnis als den hauptsächlichen Kern des professionellen Handelns im Fokus der Therapie auf[19], der
zugleich auch einen sozial diffusen Charakter aufweist (Borgetto, 2017; Oevermann, 1996): „Primär am professionalisierten Handeln ist also die zugleich
diffuse und spezifische Beziehung zum Klienten, dessen leibliche und/oder psychosoziale Beschädigung beseitigt oder gemildert werden soll. Ich nenne diese
Beziehungspraxis das Arbeitsbündnis" (Oevermann, 1996, S. 115). Grundsätzlich kann das Arbeitsbündnis nur auf Eigeninitiative des Patienten geschlossen
werden. Katalysator für diese Entscheidung ist der spezifische Leidensdruck des
Subjekts, den es aufgrund der Krise erfährt (Dörge, 2017; Oevermann, 2005).
„Indem der Klient professionelle Hilfe anfordert, erkennt er mit seinen ihm noch
verbliebenen gesunden Anteilen die durch eine Krise verursachte Beschädigung
seiner *autonomen Lebenspraxis* an" (Dörge, 2017, S. 50, Herv. i. Org.). Dieses Arbeitsbündnis droht allerdings stets Gefahr, in eine nicht-reziproke bzw.
asymmetrische Sozialbeziehung wegzubrechen (Pfadenhauer, 2003; Marotzki,
2004; Borgetto, 2017; Oevermann, 2013), die wiederum zu Missverständnissen
beitragen kann:

> Seine naturwüchsige Dynamik von Übertragung und Gegenübertragung vollzieht sich
> weit unterhalb der Ebene bewusster Planung und kontrollierter Erkenntnisse im Hier
> und Jetzt einer Beziehung zwischen ganzen Personen, die versuchen müssen, sich so
> weit wie möglich aufeinander einzulassen und sich dabei, auf beiden Seiten, beständig
> bedroht fühlen müssen durch das Risiko, missverstanden und verurteilt zu werden.
> (Oevermann, 2013, S. 134)

Demnach darf nicht außer Acht gelassen werden, dass insbesondere asymmetrische Interaktionsmomente im Kontext professioneller Krisenbewältigung Zeit des
Aushandelns bedürfen und keineswegs garantiert störungsfrei verlaufen. So kann
durch die Markierung von Ungeduld, die zunächst in erster Linie mit Zeitknapp-
heit assoziiert wird, eine Störung des Interaktionsgeschehens begünstigt werden
(Pfadenhauer, 2003). Um dies jedoch im besten Fall zu vermeiden, obliegt es
besonders dem professionell Handelnden, eine dialogische Gestaltung der sozialen Arbeitsbeziehung zu erzeugen und eine hohe Selbstreflexivität im Handeln
als konstitutives Element zu integrieren (Marotzki, 2004; Borgetto, 2017). „Als
normative Orientierung der Handlung wird […] weitgehend die Verständnisori-
entierung im Sinne des kommunikativen Handelns angesehen" (Weidner, 2020,

---

[19] Hierbei nimmt der Fokus der Therapie im Sinne des Arbeitsbündnisses nach Oevermann
(2002) Bezug auf eine „Gewährleistung der somato-psycho-sozialen Integrität der je konkreten Lebenspraxis, sei es im Aggregatzustand einer Person, einer Familie oder einer größeren
Gemeinschaft" (Oevermann, 2002, S. 23).

S. 56). Damit eine Pflegefachperson stellvertretend eine Krise der Lebenspraxis lösen kann, muss sie diese zunächst „in der Sprache des Falls selbst" (Oevermann, 1981b, S. 4) verstehen und rekonstruieren lernen (Raven, 2007). Damit rückt die stellvertretende Deutung (Oevermann, 1996) als weiteres zentrales Element professionalisierten Handelns in den Vordergrund (Dörge, 2017).

> […] d.h. stellvertretend für die Lebenspraxis des Klienten werden […] auf der Basis von fallbezogenen Rekonstruktionen und Interpretationen Deutungs- und Lösungs-angebote für die Lebenspraxis des Klienten erarbeitet und innerhalb des Arbeits-bündnisses handlungsmäßig umgesetzt. […] Der Akt der 'stellvertretenden Deutung' umfasst dabei zwei Aspekte. Erstens greift der Professionelle bei der Erarbeitung der Deutungs- und Lösungsangebote auf höhersymbolisches, wissenschaftlich generier-tes Wissen zurück […]. Zweitens erfordert die Erarbeitung von Deutungsangeboten, die den Fall des Klienten in seiner existentiellen Ganzheit umfassen, die Etablierung einer durch wechselseitiges Vertrauen getragenen Interaktionsbeziehung, innerhalb derer der Professionelle nicht nur als Rollenträger, sondern auch als Person intera-giert. (Ophardt, 2006, S. 20f.)

Demnach ist der Professionelle aufgrund seiner inkorporierten Fähigkeit in der Lage (Dörge, 2017), „abstrakte wissenschaftliche Erkenntnisse in der konkreten individuellen Situation anwenden zu können" (Veit, 2004, S. 35), und sich dabei ganz auf den Klienten einzulassen (Dörge, 2017). „Das wird ermöglicht durch das Verstehen des individuellen Klientenproblems, die hermeneutische Kompe-tenz des Professionellen, verbunden mit seinem Fachwissen im engeren Sinne, der wissenschaftlichen oder empirischen Komponente" (Veit, 2004, S. 35). Ande-rerseits muss er ebenso dafür Sorge tragen, dass die berufsförmig ausgeübte Rollenbeziehung im Rahmen des therapeutischen Arbeitsbündnisses aufrechter-halten bleibt (Dörge, 2017; Oevermann, 1996). Zusammenfassend lassen sich somit folgende zentrale und inhärente Elemente, die Oevermann (1996, 2005) dem Kontext eines professionellen Handelns zuschreibt, auch für die des profes-sionellen Pflegehandelns als notwendige Charakteristiken (Weidner, 2020; Dörge, 2017) hervorheben:

- „Dialektik von Theorie und Praxis" (Dörge, 2017, S. 51),
- „Widersprüchliche Einheit aus universalisierter Regelanwendung wissen-schaftlichen Wissens und hermeneutischen Fallverstehens,
- Dialektik aus Begründungs- und Entscheidungszwängen,
- subjektive Betroffenheit des Klienten,
- hinreichende analytische Distanz des Professionellen,
- Respektierung der Autonomie der Lebenspraxis durch den Professionellen

- und keine vollständig vorliegenden Handlungsstandards" (Weidner, 2020, S. 51),
- „Stellvertretende Deutung" (Dörge, 2017, S. 51),
- (Therapeutisches) Arbeitsbündnis (Dörge, 2017; Oevermann, 1996) und
- „Nähe-Distanz-Dialektik des Arbeitsbündnisses" (Oevermann, 1996, S. 133).

In Anlehnung an Oevermann (1996) kommt Dörge (2017) im Rahmen ihre Spezifizierung und Präzisierung des Begriffs ‚professionelle Pflegehandlung' sodann zur folgende Begriffsbestimmung (Dörge, 2017):

> *Die Professionalität pflegerischen Handelns äußert sich im konkreten praktischen Handeln zwischen Pflegekraft und Pflegebedürftigem. Die professionelle Leistung besteht darin, dass wissenschaftlich fundiertes Fachwissen von den Pflegekräften derart in der Pflegepraxis genutzt und flexibel gehandhabt wird, dass es der jeweiligen besonderen und individuellen Situation des Pflegebedürftigen entspricht bzw. gerecht wird. Die professionellem Handeln inhärente Beachtung und Würdigung des individuellen Falles, die Berücksichtigung der autonomen Lebenspraxis des Klienten, führt dazu, dass im Handeln selbst die vorhandenen theoretischen Kenntnisse unter der Zielsetzung einer bestmöglichen Problemlösung eine kritisch-reflektierte Übertragung bzw. Adaption auf den konkreten Einzelfall erfahren. (Dörge, 2017, S. 75, Herv. i. Orig.)*

Demgegenüber stellt Dörge (2009, 2017) in ihren qualitativen Forschungen allerdings fest, dass professionelles Pflegehandeln in der Pflegepraxis zwar nicht kategorisch ausgeschlossen werden kann (Dörge, 2017), „eine so verstandene und ausgeübte Handlungspraxis aber derzeit kein Alltagsphänomen sondern lediglich eine Ausnahmeerscheinung darstellt" (Dörge, 2017, S. 139). Bislang verfügen die Berufsangehörigen der Pflegeberufe in Deutschland im patientennahen Setting kaum über eine wissenschaftliche interventionspraktische Ausbildung (Lademann, 2018; Dörge, 2017; Simon, 2016c; Tannen et al., 2016; Meyer-Kühling, 2019; Deutscher Bundestag, 2019; Bergjan et al., 2021,), um eine wissenschaftliche Begründungsverpflichtung im Rahmen der stellvertretenden Krisenbewältigung gemäß Oevermann (1996) auch *zu jeder Zeit* (Oevermann, 2005) zu realisieren (Dörge, 2017).

> Aufgrund ihrer beruflichen Sozialisation und anbetracht [*sic*] der spezifischen Soziogenese des Berufes *sind Pflegende nur unzureichend auf ein Pflegehandeln vorbereitet, das mehr als nur handwerkliche Tätigkeiten im Sinne eines ‚hands-on-nursing' einschließt.* Dieses Defizit an beruflich erworbenen Handlungskompetenzen potenziert sich angesichts der Problematik, dass der Anteil der chronisch Kranken, Behinderten und altersbedingt Pflegebedürftigen in Relation zu der Gruppe der Akuterkrankten im stationären Bereich ständig zunimmt. (Dörge, 2017, S. 55, eig. Herv.)

Ferner konstatiert Veit (2004) in ihrer Studie anhand durchgeführter Patienteninterviews, dass die hermeneutische „Kompetenz von Pflegekräften, das Herstellen einer Arbeitsbeziehung zum Patienten als Voraussetzung zum individuellen Fallverstehen, [...] von den interviewten Patienten in sehr starkem Maße vermißt [*sic*]" (Veit, 2004, S. 207) wurde. Demnach stellt professionelles Pflegehandeln in Orientierung an Oevermanns (1996) Professionsansatz auch heute noch in einer ökonomisch durchdrungenen Berufswirklichkeit (Mohr et al., 2020; Starystach & Bär, 2019; Becker et al., 2016), insbesondere für die stationäre und ambulante Langzeitpflege, eine Besonderheit dar (Dörge, 2009, 2017; Wolf & Vogd, 2018).

Um jedoch eine weitere analytische Schärfe zu generieren, möchte das nachfolgende Unterkapitel den hier vorgestellten Ansatz von Oevermann (1996) anhand des Transtheoretischen Professionalisierungsmodells (TraP) nach Borgetto (2017) erweitern.

4.2.2 Transtheoretischer Professionalisierungsansatz

Im Kern aller professionssoziologischen Bemühungen stellt Borgetto (2017) fest, dass es insbesondere um die zentrale Frage geht, „ob und wie gesellschaftlich relevante Problemlagen gelöst werden (empirischer Zugang) und gelöst werden könnten (normativer Zugang)" (Borgetto, 2017, S. 144). Darin sieht Borgetto (2017) einen konsensualen und interdependenten Charakter aller professionssoziologischen Perspektiven, die er in seinem Transtheoretischen Professionalisierungsmodell (TraP) zusammenführt (Borgetto, 2017).

> Diese Zusammenführung soll in einem idealtypischen *Transtheoretischen Professionalisierungsmodell (TraP)* unter der Prämisse der bestmöglichen Bearbeitungsqualität gesellschaftlicher Probleme münden. Der Fokus liegt dabei zunächst auf dem gesellschaftlichen Problem der Bewältigung von Krankheit und deren Folgen bzw. der Sicherung des gesellschaftlichen Zentralwerts der Gesundheit, mit anderen Worten: den Gesundheitsberufen. (Borgetto, 2017, S. 145, Herv. i. Org.)

Als grundlegenden professionssoziologischen Ansatz hebt Borgetto (2017) insbesondere den Strukturtheoretischen Ansatz professionellen Handelns nach Oevermann (1996) hervor, den er mit der merkmalsorientierten Position in Symbiose führt (Borgetto, 2017). Als grundlegender Fokus des TraPs wird gemäß Oevermann (1996) der Fokus der Therapie akzentuiert. Insgesamt überwindet Borgetto

(2017) mit seiner professionssoziologischen Herangehensweise eine dichoto-
misierte Sichtweise von Professionalisierung und Profession[20] im ‚Labyrinth'
der professionssoziologischen Auffassungen. Vielmehr sieht er in den Professionsmerkmalen und der performativen Handlung nach Oevermann (1996)
Interdependenzen, die zu einer stellvertretenden Krisenlösung beitragen (Borgetto, 2017). Somit umgeht das TraP die Gefahr, in eine womöglich partielle
Professionalisierung (Weidner, 2020) einzumünden.

> Im Umkehrschluß würd dies bedeuten, daß eine handlungsorientierte Professionali-
> sierung einer Berufsgruppe zu einem qualitativ hochwertigeren, beruflichen Handeln
> führen könnte, ohne jedoch dabei gleichzeitig die Privilegien einer Profession zu
> erlangen. In diesem Fall könnte von einer ‘partiellen Professionalisierung' gespro-
> chen werden. (Weidner, 2020, S. 45)

Ferner ergänzt Borgetto (2017) neben einer notwendigen Herausbildung eines
wissenschaftlichen und interventionspraktischen Habitus[21] die des ethischen
Habitus (Borgetto, 2017):

> Für das TraP ergibt sich vor allem die Schlussfolgerung, dass ungeachtet unterschied-
> lich möglicher Modellierungen hinsichtlich der individuellen Voraussetzungen pro-
> fessionellen Handelns durch Konzepte wie Werte, Normen, Habitus, Identität, Inter-
> essen und Motivation, der für das Handeln auch praktisch folgenreichen Vermittlung
> von professionsethischen Grundsätzen mehr Bedeutung beigemessen werden muss.
> In der Theoriesprache Oevermanns heißt dies, dass die ethische Fundierung pro-
> fessionellen Handelns konzeptionell so berücksichtigt werden muss, dass es nicht
> um ‚nur' eine doppelte, sondern eine dreifache Professionalisierung hinsichtlich der
> Habitusformation geht: um eine wissenschaftliche, eine interventionspraktische und
> eine ethische Professionalisierung bzw. Professionalität. (Borgetto, 2017, S. 175)

Die Struktur professionalisierten Handelns des TraPs nach Borgetto (2017) kann
in Anlehnung an Oevermann (1996) wie folgt nachskizziert werden:

- „(1) auf einem entsprechenden wissenschaftlichen, interventionspraktischen
  und ethischen Habitus basierende,
- (2) am Gemeinwohl orientierte,

---

[20] Mittlerweile mündet die Betrachtung der Professionalisierungsstrategien der Pflege in eine
innere und äußere Professionalisierung ein (Hülsen-Giesler, 2014, 2015; Lademann, 2018),
die zu einer Vernachlässigung äußerer handlungsinhärenter Professionsmerkmale führen kann
kann.

[21] Beide Habitusformen formieren nach Oevermann (1996) den professionellen Habitus, der
durch die Einübung in den wissenschaftlichen Diskurs und in die wissenschaftliche Forschung internalisiert werden kann (Oevermann, 1996; Borgetto, 2017).

- (3) auf der Grundlage eines autonomiewahrenden und patient_innenseitig Diffusität zulassenden Arbeitsbündnisses,
- (4) unter Entscheidungs- und Handlungsunsicherheit und -druck sowie
- (5) unter Wissenschafts- und Fallbezug erfolgende und
- (6) in definierten Prozessschritten angestrebte
- (7) potenziell stellvertretende Krisenbewältigung" (Borgetto, 2017, S. 176).

Das professionelle Handeln ist gemäß des TraPs nach Borgetto (2017) hierbei von folgenden, gesellschaftlich institutionalisierten Voraussetzungen abhängig, die sich auch schon bereits bei Hesse (1972) in gewisser Art wiederfinden lassen:

- „(1) Institutionen, die eine professionelles Handeln und den dazugehörigen Habitus (insbesondere die Gemeinwohlorientierung) fördernde Sozialisation sicherstellen,
- (2) Institutionen, die die Entstehung, Weiterentwicklung und Anwendung wissenschaftlichen und interventionspraktischen Wissens sicherstellen,
- (3) Institutionen, die die Rechte des Individuums beschränkenden Anteile der stellvertretenden Krisenbewältigung rechtlich und sozial absichern und
- (4) Institutionen, die die tatsächliche Qualität professionellen Handelns über- prüfen, kontrollieren und ggf. sanktionieren können" (Borgetto, 2017, S. 176).

Diese genannten Voraussetzungen können auch als handlungsstrukturell erforder- liche Professionsmerkmale für entsprechende Berufe übersetzt werden (Borgetto, 2017). Danach besitzen Professionen nach Borgetto (2017) eine akademische (wissenschaftliche) Primärqualifizierung, die eine allumfängliche, wissenschaft- liche, interventionspraktische und ethische Ausbildung ermöglicht. Überdies verfügen sie über eine auf die Art der zu bewältigende Krise angemessene, recht- lich gesicherte Handlungs- und Entscheidungsautonomie unter Sicherstellung einer bestmöglichen Autonomie des Hilfesuchenden und einer standesrechtlichen Kontrolle resp. Aufsicht der beruflichen Arbeit von Professionsangehörigen (Bor- getto, 2017). Diese trägt wesentlich zur Sicherstellung einer institutionellen und reflektierten Professionsethik bei (Langer, 2005; Borgetto, 2017).

Ungeachtet der Kritik einer formalen äußerlichen Beurteilung des Professions- stands der Pflege mit dem Fokus auf äußerliche Professionsmerkmale (Lademann, 2018; Hüsken-Giesler, 2014; Dörge, 2017; Weidner, 2020), kann anhand des TraPs aufgezeigt werden, dass diese interdependent zur einer professionellen pflegerischen Handlung gemäß Oevermann (1996) gedacht werden müssen. So ermöglicht beispielsweise erst eine akademische Ausbildung (als häufig

genanntes Professionsmerkmal) in Form einer wissenschaftlichen habituellen Ein-
sozialisierung (Oevermann, 1996) die Grundlage einer wissenschaftlichen Inter-
nalisierung, die durch Verhaltens- und Handlungsdispositionen im performativen
Handeln transferiert und phänomenologisch sichtbar gemacht werden kann[22].
„Der Transfer von neuen Forschungsergebnissen in die Praxis setzt allerdings eine
akademische Ausbildung voraus und kann nicht von berufsfachschulisch ausgebildeten Pflegenden übernommen werden" (Darmann-Finck, 2010, S. 26). Auch
die Etablierung von funktionalen Berufsorganisationen (Hanika, 2019) mit „weit-
gehender Selbstverwaltung und Disziplinargewalt" (Hesse, 1972, S. 47) kann
durch die Festschreibung eigener (Handlungs-)Standards (z. B. Fort- und Wei-
terbildungsordnung, Berufsordnung und ethische Leitlinien) (Drebes et al., 2017;
Kuhn, 2016; Büker, 2018; Lademann, 2018) dazu beitragen, die Handlungsbedin-
gung und Versorgungsqualität mit zu beeinflussen (Weidner, 2015). „[…] ihr [der
Selbstverwaltung] stehen […] starke Instrumente zur Verfügung, auf eine qua-
litätsvolle Arbeit in der Pflege nachhaltig hinzuwirken" (Weidner, 2015, S. 72).
Damit dies letztendlich gelingen kann, bedarf es auch nach Oevermann (2002) der
Bereitschaft einer *„von einer Professionalisierung ohnehin geforderte[n] Selbstver-
pflichtung zur Weiterbildung"* (Oevermann, 2002, S. 63, eig. Herv.), das eigene
Handeln stets unter überprüfenden und optimierenden (Weiterbildungs-)Prozesse
zu stellen (Garz & Raven, 2015), die z. B. durch eine berufsautonome Festlegung von verbindlichen Fort- und Weiterbildungen gewährleistet werden kann.
Dabei ist mit Abschluss der Ausbildung „die Einübung in den Habitus des professionellen Praktikers jedoch *keineswegs abgeschlossen"* (Garz & Raven, 2015,
S. 134, eig. Herv.). Demnach dürfen und können Professionsmerkmale nicht als
‚Vakuum' betrachtet werden, sondern bilden mit den professionell Handelnden
soziale und sich prozedural bedingende Netzwerke. Auch Oevermann (1996)
betont in seiner professionssoziologischen Abhandlung implizit die Merkmale
‚Gemeinwohlorientierung', ‚Autonomie' und ‚wissenschaftliche Expertise' als
inhärente Grundvoraussetzungen für professionelles Handeln im therapeutischen
Arbeitsbündnis (Dörge, 2009, 2017; Oevermann, 1996). Angesichts einer Vielzahl
professionssoziologischer Ansätze und der im Pflegesetting häufig undifferen-
zierte Gebrauch der Begriffe ‚Profession' und ‚Professionalisierung' (Krampe,
2016), möchte diese Arbeit in Anlehnung an Krampe (2016), Schaeffer (2011),
Oevermann (1996, 2005) und Borgetto (2017) folgende Begriffsbestimmung in
Bezug auf die Pflege darlegen:

---

[22] „In dieser Hinsicht ist die Ausbildung primär nicht [nur] Wissenserwerb, sondern Habi-
tusformation" (Oevermann, 1996, S. 123).

- Pflege kann erst dann als *,Profession'* gelten, wenn sie einen hervorgehobenen, sozialen Status, eine berufliche resp. standesrechtliche Selbstkontrolle, eine vollständige akademische Primärqualifizierung, ein Handlungs- und Leistungsmonopol, einen ethisch basierten Fallbezug mit Gewährleistung von psychosozialer und leiblicher Integrität des Einzelnen im Sinne eines geltenden Entwurfs der Menschenwürde, eine Gemeinwohlorientierung am Zentralwert Gesundheit und einen professionellen, interventionspraktischen und ethischen Habitus im Rahmen ihres therapeutischen Arbeitsbündnisses performativ vorweisen kann (Krampe, 2016; Schaeffer, 2011; Borgetto, 2017; Oevermann, 1996, 2005).

- Als *,Professionalisierung'* der Pflege „meint in dieser Perspektive nichts anderes als den Prozess des Erwerbs dieser Merkmale[23] und nicht – wie alltagssprachlich üblich – die Perfektionierung einer Dienstleistung" (Schaeffer, 2011, S. 31). Das Ziel dieses dynamischen Prozesses ist somit die Inkorporation wissenschaftlicher Kompetenzen und das Sicherstellen einer pflegerischen und autonomen Handlungswirklichkeit im Rahmen eines ethischen, interventionspraktischen, patientenorientierten und professionellen therapeutischen Arbeitsbündnisses ohne, dass Folgebeschädigungen der somato-psychosozialen Integrität des Klienten auf Seiten des Pflegenden ins Spiel kommen (Borgetto, 2017; Oevermann, 1996, 2005).

In Anbetracht dieser definitorischen Bestimmung kann der deutschen Pflege gegenwärtig der Begriff einer Profession (noch) nicht zugestanden werden. Vielmehr können gemäß Freidsons (1979) Analyse para-professionelle Tendenzen in einem sog. ,paramedizinischen Kordon' identifiziert werden (Weidner, 2020; Siegrist, 2005), wobei die Pflege am Patienten gegenwärtig (noch) überschaubare Erfolge in Bezug zur Akademisierung (siehe hierfür Abschn. 4.3.3) und Autonomie im Handeln vorweisen kann (Dörge, 2009, 2017). Letztverantwortlichkeiten von diagnostischen und therapeutischen Entscheidungen obliegen weiterhin der ärztlichen Profession (Siegrist, 2005). „Aus diesem Monopol leiten Ärzte das Recht ab, Tätigkeiten bei nachgeordneten Berufsgruppen (Pflege) anzuordnen, d. h. Arbeiten in Form von Assistenztätigkeiten zu delegieren. Ärzte haben das Recht und die Pflicht, diese Tätigkeiten bzw. ihre Ergebnisse zu kontrollieren" (Siegrist, 2005, S. 244). Diese Anordnungs-, Definitions- und Kontrollmächte werden in hierarchische Strukturen des Gesundheitsbetriebs oft zu

---

[23] Zu diesen konstituierenden Merkmalen für professionelles Pflegehandeln zählen nach Schaeffer (2011) primär Folgende: „Akademisierung der Ausbildung bzw. Basierung auf systematischem wissenschaftlichen Wissen, Zentralwertbezug und Autonomie der Kontrolle" (Schaeffer, 2011, S. 31).

einem Machtgefälle zwischen den Berufsgruppen der Ärzte und des pflegeri-
schen Personals ausgebaut und führen häufig zu entsprechenden strukturellen
Konflikten (Siegrist, 2005; Hibbeler, 2011; Ospelt, 2014) und monodisziplinären
Organisationsprozessen (Stöcker, 2021).[24]

Im engeren professionssoziologischen Sinne sind die Professionsmerkmale
momentan nur teilweise (Lademann, 2018) und eine professionelle und evidenzbasierte Handlungsorientierung im Sinne Oevermanns (1996) und des TraPs
nach Borgetto (2017) im Setting der patientennahen Pflege gegenwärtig nur
partiell erreicht worden (Dörge, 2009, 2017). Nur diese wäre jedoch dazu
imstande, die Begründung des Pflegehandelns aus einem vorwissenschaftlichen
Wissen (Darmann-Finck, 2010; Oevermann, 1996) herauszuführen. „Insofern
konterkariert die klinische Realität die Professionalität auf der Handlungs-
ebene. Statt Professionalisierung droht eine schleichende Deprofessionalisierung
von Gesundheitsfacharbeit im betrieblichen Kontext, neue Qualifikationen und
Kompetenzen drohen durch eine unzureichende Arbeitsgestaltung blockiert zu
werden" (Bräutigam et al., 2014, S. 60).

Im nächsten Kapitel wird die Frage zu beantworten sein, ob die Professionalisierungsbestrebungen der Pflege der vergangenen drei Jahrzenten auf fruchtbaren
Boden gestoßen (Wolf & Vogd, 2018) oder unter den gegenwärtigen Bedingungen des deutschen Gesundheitssystems gar in eine Deprofessionalisierung
eingemündet sind.

4.3   Pflegerische Deprofessionalisierung

Innerhalb der letzten Jahren haben sich zahlreiche Zeitdiagnosen kumuliert, die
die scheinbare Professionalisierung der Pflege bzw. die Deprofessionalisierung
der Ärzte vermocht haben zu beschreiben[25] (Wolf & Vogd, 2018). Im Rahmen

---

[24] „Die „Medizin" [...] beansprucht für sich die Definitionsmacht begründet mit dem Sozi-
alrecht – und dort insbesondere mit der Reglung in der gesetzlichen Krankenversicherung,
die zwischen Leistungen der Ärztinnen und Ärzte [...] und Hilfeleistungen anderer Personen
unterscheidet – und gestützt auf das ärztliche Berufsrecht" (Stöcker, 2021, S. 86).

[25] In erster Linie sind die Arbeiten von Bollinger & Hohl (1981), die eine Deprofessionalisierung des Ärztestandes im Sinne des subjektorientierten Professionalisierungsansatzes
ausmachen konnten oder die von Hartmann & Hartmann (1982), die den Prozess der Deprofessionalisierung anhand von fünf Themenbereichen analysierten (Deprofessionalisierung
durch den Computer; Deprofessionalisierung durch Deklassifikation; Deprofessionalisierung
durch Bürokratisierung; Deprofessionalisierung durch Partizipation und Deprofessionalisierung durch wissenschaftlichen Relativismus) zu nennen (Weidner, 2020).

des soziologischen Fachdiskurses „handelt es sich bei dem Begriff Deprofessionalisierung um einen analytischen Fachbegriff, mit dem soziale Sachverhalte
beschrieben und theoretisch verortet werden sowie Entwicklungstendenzen auf
dem Gebiet der strukturierten und spezifisch verfassten Erwerbsarbeit erfasst
werden sollen" (Bollinger, 2018, S. 86). Ob nun eine ‚Deprofessionalisierung'
im professionssoziologischen Sinne vorliegt, „hängt grundsätzlich davon ab,
welchen Begriff von Profession man der Analyse zugrunde legt. Dies wiederum hängt von der theoretischen Fundierung des Blicks ab, mit dem man
auf soziale Prozesse schaut" (Bollinger, 2018, S. 86). So kann im Sinne des
merkmalsorientierten Professionsansatzes „nach wie vor Etzionis (1969) Zuwei-
sung der Pflege als Semi-Profession als zutreffend erklärt werden" (Wolf &
Vogd, 2018, S. 151). Im Unterschied zur merkmalsorientierten Position stellt
das TraP nach Borgetto (2017), wie bereits vorgestellt, nicht nur objektivierende
Merkmale in den Vordergrund, sondern setzt diese zum Handlungsvollzug interdependent in Beziehung (Borgetto, 2017), wobei wesentliche Attribute konstitutiv
für professionelles (Pflege-)Handeln sind (Dörge, 2017; Raven, 2007; Borgetto,
2017). In Orientierung an diese theoretische Perspektive kann eine Deprofessionalisierung der pflegerischen Handlungswirklichkeit folglich als ein *Prozess
aufgefasst werden, der nicht nur das bloße Nicht-Erreichen der voraussetzenden
Merkmale*[26] *für professionelles Pflegehandeln (würdevolle Arbeitsbedingungen,
die ethische und patientenorientierte Arbeitsbündnisse im Kontext stellvertretender Krisenbewältigung ermöglicht; umfassende institutionalisierte Handlungs- und
Entscheidungsautonomie; primärqualifizierende, wissenschaftliche Ausbildung als
konstituierende Grundlage für eine wissenschaftliche Begründungsverpflichtung;
hermeneutisches Fallverstehen; stellvertretende Fallrekonstruktion und Krisenbewältigung) in den Fokus stellt, sondern auch Strukturen und/oder Personen der
beruflichen Lebenswelt vorfindet, die imstande sind, diese auf potentielle Kosten der somato-psycho-sozialen Integrität des Klienten zu konterkarieren und/oder
zu inhibieren.* Anhand dieser reformulierten professionssoziologischen Sichtweise in Orientierung an Borgetto (2017) und Oevermann (1996, 2005) soll
in den nachfolgenden Unterkapiteln untersucht werden, ob sich eine deprofessionelle Handlungswirklichkeit nach dieser Konzeption identifizieren lässt.
Demnach rücken Begriffe wie die ‚Ökonomisierung', ‚Berufsautonomie' und
‚Akademisierung' der Pflege in das Blickfeld der folgenden Auseinandersetzung.

---

[26] Das Merkmal des Zentralwertbezugs soll in dieser Arbeit nicht primär im Fokus stehen,
da dieser bereits für die Pflegeberufe als gegeben angesehen werden kann (Dörge, 2017). So
leisten die Pflegeberufe für die Erhaltung, Förderung und Wiederherstellung der Selbstpfle-
gekompetenz einen eigenständigen Beitrag im sozialen Versorgungssystem (Weber, 2000;
Herber et al., 2008).

4.3.1   Ökonomische Kolonialisierung der Berufswirklichkeit

Als Kolonialisierung der Berufswirklichkeit wird in Anknüpfung an Habermas (1981) die ‚Kolonialisierung' als ein Prozess der Entkopplung von System und Lebenswelt verstanden (Habermas, 1981), die zu einem übergreifenden Expansions- und Rationalisierungsprozess von Subsystemmedien wie z. B. Geld und Macht in allen lebensweltlichen Bereichen führt (Sacchi, 1994). „Aus der Perspektive der Lebenswelt drückt sich die Kolonisierung im Fall des ökonomischen Subsystems in einer Unterwerfung immer weiterer sozialer Bereiche unter Marktgesetze aus" (Sacchi, 1994, S. 327), die nach Habermas (1981) eine Ersetzung kommunikativer Handlungsbeziehungen durch standardisierte (Waren-)Beziehungen zur Folge haben kann (Sacchi, 1994). Eine langfristige Folge wäre nach Habermas (1981) ein zunehmendes Übergreifen „der entkoppelten Subsysteme auf lebensweltliche Zusammenhänge" (Sacchi, 1994, S. 326). Genau dieses Eindringen systemischer Imperative (Habermas, 1981) in Form ökonomischer Marktlogiken in die Lebenswelt der pflegeberuflichen (Handlungs-)Wirklichkeit (Mohr et al., 2020; Starystach & Bär, 2019) soll hier anhand ihrer Auswirkungen im Folgenden präsentiert werden. Dadurch kann herausgearbeitet werden, ob die grundlegende Bedingung eines ethischen und professionellen therapeutischen Arbeitsbündnisses gemäß des TraPs nach Borgetto (2017) im Kontext einer Ökonomisierung des Gesundheitswesens überhaupt gegeben sein kann.

Seit den 1980er kann der Einzug einer marktliberalen Systemlogik in das Gesundheitssystem im Form eines Ökonomisierungs- und Rationalisierungsprozesses festgestellt werden (Mohr et al., 2020; Simon, 2016b; Becker et al., 2016), der zur Einsparung und Segmentierung von pflegerischem Handeln in Teilleistungen beigetragen hat (Mohr et al., 2020; Becker et al., 2016; Starystach & Bär, 2019; Senghaas-Knobloch, 2008). In Anlehnung an Pfau-Effinger et al. (2008) und Auth (2012, 2013) können insbesondere für die Pflegebranche daher folgende ökonomische Kolonialisierungsprozesse rekonstruiert werden, die trotz einer Formalisierung zu einer Prekarisierung des pflegerischen Berufssettings (Auth, 2013) beigetragen haben: Integration effizienzorientierter Prinzipien in die pflegerische Organisationsstruktur (Effizienzorientierung), Rückgang wohlfahrtstaatlicher Tätigkeiten durch Outsourcing; Auslagerung der staatlichen pflegerischen Leistungserbringung auf private Anbieter (Privatisierung)[27] und die Stärkung der Entscheidungsmacht durch die Gewährung von mehr Wahlfreiheit

---

[27] „Immer häufiger veräußern Kommunen oder auch Bundesländer (Universitätskliniken) ihre Einrichtungen an private, gewinnwirtschaftliche Unternehmen. Deren Anteil hat sich von 15,5 % (1992) auf 37,6 % (2018) erhöht, also mehr als verdoppelt. Der privat- und gewinnwirtschaftliche Krankenhausmarkt wird dabei zunehmend von den Konzernen wie

im Sinne eines marktliberalen Wettbewerbs (Konsumentensouveränität) (Pfau-Effinger et al., 2008; Auth, 2012, 2013). Als Folge dieses Strukturwandels haben Kosten, Wirtschaftlichkeit, Kalkulation, insbesondere auch mit dem Wegfallen des Kostendeckungsprinzips und Einführung einer prospektiven Kostenrechnung (Einzug der Fallpauschalen bzw. DRGs), an Bedeutung zugenommen, zu Lasten der Arbeitsbedingungen, der Gesundheit des Pflegepersonals und der Patienten (Bär & Pohlmann, 2016, Simon, 2015a; Slotala & Bauer, 2009). Als eine der Auswirkungen ökonomischer Prinzipien kann in erster Linie der bundesweite und systematische Stellenabbau in der Pflege zwischen 1997 und 2007 angeführt werden. Hierbei wurden insgesamt 47.000 Vollzeitäquivalente aktiv eingespart[28] (Simon, 2016a). „Geht man von einer Erhöhung des Personalbedarfs aufgrund gestiegener Leistungsanforderungen im Zeitraum 1993 bis 2013 in Höhe von ca. 25 % aus, so folgt daraus, dass der Pflegedienst der Normalstationen allgemeiner Krankenhäuser gegenwärtig um mehr als 100.000 Vollkräfte unterbesetzt ist" (Simon, 2015a, S. 4). Alleine zwischen 2002 und 2006 fielen rund um die Implementierung betriebswirtschaftlicher Fallpauschalen an deutschen Akutkliniken 33.000 Vollzeitstellen im Berufsfeld der Pflege weg, hiervon allein in den Jahren 2002 bis 2004 etwa 24.500 (Hans-Böckler-Stiftung, 2020; Simon, 2020). Auch für die ambulanten Pflegedienste ergibt sich aufgrund einer hohen Anzahl von Beschäftigten, die in den kommenden zehn Jahren in den (vorzeitigen) Ruhestand gehen werden, ein abzeichnender Ersatzbedarf von rund 23.500 Pflegefachpersonen (Isfort et al., 2016). Diese Personalsituation wird sich auch prospektiv im Hinblick auf die steigende Zahl der Pflegebedürftigkeit weiter fortschreiben, wodurch bis 2035 eine voraussichtliche Versorgungslücke von rund 307.000 Vollzeitstellen in der stationären Versorgung und knapp 500.000 im gesamten Pflegesektor zu erwarten ist (Radtke, 2020; Hüther & Kochskämper, 2018). Ähnlich kommt auch die in der Vergangenheit durchgeführte Analyse von Rothgang et al. (2012) im Auftrag der Bertelsmann-Stiftung zu dem Schluss, dass im besten Szenario rund 263.000 und im ungünstigsten Fall etwa 492.000

Asklepios, Rhön-Kliniken oder Fresenius/Helios bestimmt, die eine Vielzahl von Einrichtungen betreiben" (IAQ, o. J. a, S. 2). „Im stationären Sektor (Pflegeheime) verschieben sich die Relationen etwas: Hier haben mit 52,8 % die freigemeinnützigen Träger den größten Anteil, die privatwirtschaftlichen Einrichtungen folgen mit 42,7 %. Öffentliche Einrichtungen decken demgegenüber mit 4,5 % nur einen sehr kleinen Teil des Angebots ab" (IAQ, o. J. b, S. 2). Im Gegensatz dazu gehören 66,5 % der ambulanten Pflegedienste privatwirtschaftlichen Unternehmen. Lediglich 1,3 % liegen in öffentlicher Hand (IAQ, o. J. b).

[28] „Beim Blick auf die Entwicklungen der Personalbesetzungszahlen von Pflegekräften und Ärzten im Vergleich zeigte sich, dass die Zahl der Krankenhausärzte – gemessen an Vollzeitäquivalente (VZÄ) – im Zeitraum von 1995 bis 2014 um 48 % anstieg […]. Die Anzahl der Pflegekräfte ist hingegen gesunken" (Zander & Busse, 2017, S. 126).

Vollzeitäquivalente bis zum Jahr 2030 fehlen könnten (Rothgang et al., 2012). Insbesondere der Blick auf das Patienten-Pflegefachkraft-Verhältnis (Nurse-to-Patient-Ratio) bestätigt die prekäre Arbeitssituation der beruflichen Pflege in Deutschland. Hier bildet Deutschland zusammen mit Polen, Griechenland und Spanien das europäische Schlusslicht mit 10 Patienten, um die sich eine Pflegefachkraft im Durchschnitt in einer Früh- und Spätschicht kümmern muss (1:10) (Zander & Busse, 2017) – zum Vergleich: Norwegen (1:3,7); Schweden (1:5,4); Niederlade (1:4,8); Schweiz (1:5,3); Finnland (1:5,5); Irland (1:5,9); England (1;7,8); Belgien (1:7,6) (Simon, 2015a; Aiken et al., 2013). Mithin „kann die angespannte Personalsituation und die daraus folgende Reduktion des Patientenkontaktes als Zeichen weiterer Deprofessionalisierung gedeutet werden. Denn weniger Patientenkontakt bedeutet, dass Fallverstehen immer weniger möglich ist" (Wolf & Vogd, 2018, S. 165). Diese strukturell verankerten Probleme, die im Gesundheitssystem seit Jahrzehnten wahrnehmbar sind (Bobbert, 2019), „werden sich angesichts der demographischen Entwicklung aller Voraussicht nach noch weiter verschärfen. Die gravierendste Folge dessen ist, dass die beruflich Pflegenden ihrem ureigensten Anspruch nicht mehr nachkommen können: hilfebedürftigen Menschen zu begegnen und „am Menschen" zu arbeiten" (Bobbert, 2019, S. 296 f.). Ferner wächst die Anzahl internationaler Studien an, die den Einfluss einer geringen personalen Fachkraftausstattung und die Erhöhung der Mortalitätsraten anhand objektiver Patientendaten nachweisen (Zander & Busse, 2017 – siehe hierfür: Sasichay-Akkadechanunt et al., 2003; Aiken et al., 2014; Griffiths et al., 2016, 2018; Rochefort et al., 2020). So kommen beispielsweise Aiken et al. (2011) in ihrer durchgeführten retrospektiven Analyse in den USA zum folgenden Schluss: Ein Arbeitspensum von acht Patienten pro Pflegefachperson im Gegensatz zu vier ging mit einem 31 %-tigen Anstieg der Mortalität einher (ICN, 2016). Überdies hängt auch die Höhe der Komplikationsraten mit der Anzahl des Pflegefachpersonals zusammen und macht den Handlungsbedarf in Richtung einer angemessenen Personalausstattung deutlich (Kane et al., 2007; Bae et al., 2014). In diesem Zusammenhang kommen Kane et al. (2007) in einer umfangreichen, systematischen Datenanalyse zu dem Schluss, dass eine höhere Anzahl an Pflegefachpersonen mit einer geringeren Sterblichkeit im Krankenhaus, Rettungsversagen, Herzstillstand, einer im Krankenhaus erworbenen Lungenentzündung und anderen unerwünschten Ereignissen verbunden ist. Der Effekt einer erhöhten Anzahl von Pflegefachpersonen auf die Patientensicherheit ist auf Intensivstationen und bei chirurgischen Patienten besonders stark ausgeprägt (Kane et al., 2007). Dies bestätigt auch die retrospektive Auswertung von Ball et al. (2018), die eine Korrelation von Personalausstattung und postoperativer Mortalität nachweisen konnte. Durch die Ergebnisse der Analyse konnte aufgezeigt werden, dass pro zusätzlichem Patient pro Pflegefachperson die Sterblichkeit um etwa 7 % anstieg (Ball et al., 2018). Neben einer mangelnden Personalressource weist Deutschland zudem mit 23,5 pro 100 Einwohner EU-weit die höchsten Krankenhausfälle auf – zum Vergleich (pro 100 Einwohner): Niederlande (9,6); Norwegen (15,6); Dänemark (13,1); Schweiz (15); Belgien (16,4); Irland (13,5); Ungarn (16,9). Werden Bezugsdaten im EU-Vergleich inkl. Schweiz darüber herangezogen, wie viele Pflegefachpersonen 1000 Bettentagen oder 1000 stationären Fällen gegenüberstehen, kommt Deutschland nach Ungarn auf dem vorletzten Platz (Augurzky et al., 2020; Meyer, 2021). Auch das Verhältnis von Pflegefachpersonal zu Krankenhausintensivbetten ist in Deutschland eher ungünstig. Hier stehen im Durchschnitt weniger als eine Vollzeitkraft (0,6) pro Intensivpflegeplatz zur Verfügung, während diese Zahl in Israel fast um das Doppelte (1,0) und in Dänemark um das Dreifache (2,6) erhöht ist (Cacace, 2021). Aufgrund dieser Missverhältnisse planen bereits 37,3 % der Intensivpflegekräfte ihren Beruf in den kommenden fünf Jahren zu verlassen (Karagiannidis et al., 2019). Insbesondere durch die Coronapandemie wurde die schon bereits seit mehr als zwei Jahrzehnten bestehende Arbeitsüberlastung und der Personalmangel (Hasseler & Hartleb, 2021) der Intensivmedizin und -pflege nochmals deutlich verschärft, wodurch ein Drittel der dortig Beschäftigten (30,5 % des Gesundheitsfachpersonals) planen, ihren Beruf bereits in den nächsten zwölf Monaten aufzugeben (DGIIN, 2021). Bereits heute haben 72 % der Krankenhäuser durch Kündigungen, Arbeitszeitreduktionen oder interne Stellenwechsel weniger Intensivpflegekräfte zur Verfügung als noch Ende 2020 (Blum & Löffert, 2021). „Die Abwanderungen betreffen in gut einem Drittel der Krankenhäuser bis zu 5 % des Intensivpflegepersonals und in 29 % der Intensivbereiche zwischen 5–10 % der Pflegekräfte. In jeder elften Klinik sind es sogar mehr als 10 %" (Blum & Löffert, 2021, S. 6). Derzeit kann mehr als jedes zweite Krankenhaus wegen fehlender Personalressourcen in Medizin oder Pflege vorhandene Intensivpflegebetten nicht ausreichend betreiben. Dies entspricht laut Krankenhausplan der betroffenen Häuser etwa knapp einem Viertel der zur Verfügung stehenden Intensivkapazitäten. Katalysator für diesen gravierenden Abwärtstrend sind die *ohnehin bereits andauernden Arbeitsüberbelastungen und Personalengpässe*, die aufgrund der Corona-Pandemie noch weiter verschärft wurden (Blum & Löffert, 2021). Setzt man den Fokus auf die Altenpflege, so können auch hier gravierende Auswirkungen einer ökonomischen Durchdringung nachgezeichnet werden, die zu einer überproportionalen psychischen und physischen Überlastung beitragen (Simon et al., 2005). „Dies gilt insbesondere für Deutschland. In keinem anderen Teilnehmerland finden sich so hohe Werte wie hierzulande. Vermutlich ist dies auch Ausdruck der gegenwärtigen Sparmaßnahmen im Gesundheitsdienst"

(Simon et al., 2005, S. 15). Vor allem die körperlichen Arbeitsanforderungen sind gegenüber anderen Pflegesettings hier am stärksten ausgeprägt (Simon et al., 2005; Lück & Melzer, 2020). Vor dem Hintergrund des anwachsenden Pflegepersonalbedarfs in der Alten- und Krankenpflege sind die in den letzten Jahren gemeldeten und offenen Arbeitsplatzstellen weiter hoch. Hierbei waren im Jahresdurchschnitt 2019 rund 23.500 Stellen im Setting der Altenpflege vakant[29]. Des Weiteren weist die Altenpflege mit 56 % die überdurchschnittlich höchste Teilzeitbeschäftigungsquote in den Pflegeberufen auf (Statistik der Bundesagentur für Arbeit, 2020). Wie belastend die Situation bereits vor der Coronapandemie in der Altenpflege war, zeigen weitere Zahlen aus dem Jahr 2019. So wurden alleine in der Altenpflege 14,8 Mio. Überstunden geleistet, wohingegen 5,8 Mio. als unbezahlt gelten. Dies entspricht einem unbezahlten Arbeitswert von 61 Mio. Euro resp. rund 3180 Vollzeitstellen in der Altenpflege pro Jahr (Sandmann, 2021). Mit einem durchschnittlichen Bruttogehalt von 2744€ für eine Vollzeitstelle im Monat verdienen Altenpflegekräfte ca. 600€ weniger als Beschäftigte in der Gesundheits- und Krankenpflege. Demnach tragen die Beschäftigten im gesellschaftlich enorm essentiellen Tätigkeitsfeld der Altenpflege ein überdurchschnittliches Risiko, trotz eines sozialversicherungspflichtigen Arbeitsverhältnisses relativ ‚arm' zu sein (Teigeler, 2021; Evans & Ludwig, 2019). Ungeachtet dessen befindet sich der Langzeitpflegesektor bereits jetzt schon im Visier risikofreudiger internationaler Finanzakteure, sog. Private-Equity-Unternehmen[30], was zum Teil zu schlechteren Arbeitsbedingungen und zum Abfluss öffentlicher Sozialversicherungsgelder (häufig als zweistellige Rendite für Kapitalbeteiligungsgesellschaften und Investoren) zur Folge hat, die in die Langzeitpflege dringend reinvestiert hätte werden *müssen* (Bourgeron et al., 2021). Mit einem relativ großen Anteil gehören derzeit mehr als 40 % der Pflegeheime bereits privaten und gewinnorientierten Unternehmen[31] (Tendenz

---

[29] „Gemeldete Stellenangebote für examinierte Altenpflegefachkräfte und -spezialisten sind im Bundesdurchschnitt 205 Tage vakant (gleitender Jahreswert Oktober 2019). Das sind 65 Prozent mehr als die durchschnittliche Vakanzzeit über alle Berufe" (Statistik der Bundesagentur für Arbeit, 2020, S. 16 f.).

[30] „Zunehmend werden größere Unternehmen Teil von Ketten, die sich im Besitz von Private-Equity-Firmen befinden. Durch die Übernahme von Ketten wie Alloheim und Vitanas wird der Pflegemarkt weiter konsolidiert und es entstehen größere Konglomerate mit jeweils Tausenden von Betten" (Bourgeron et al., 2021, S. 14).

[31] So bieten nach Walker (2021) (siehe u. a. auch Amirkhanyan et al., 2008; Harrington et al., 2012; Pradhan et al. 2014) gewinnorientierte Pflegeheime nachweislich eine schlechtere Pflegequalität als öffentliche und gemeinnützige Betreiber an (Bourgeron et al., 2021). Auch ist nach dem IIPR-Bericht mit dem Titel „Who Cares" von Blakeley & Quilter-Pinner (2019) festzustellen, dass private Anbieter i. d. R. weniger Personal ausbilden, höhere Fluktuationen

steigend), wobei öffentliche Anbieter nur einen sehr geringen Anteil der pflegerischen Daseinsvorsorge ausmachen (Bourgeron et al., 2021; IAQ, o. J. b). „Der Rückzug öffentlicher und gemeinnütziger Akteure aus dem Pflegesektor in Verbindung mit dem parallelen Einstieg privater Kapitalbeteiligungsfonds hat ein System geschaffen, das öffentliche Gelder nach oben und nach außen abzieht, häufig in Offshore-Finanzzentren" (Bourgeron et al., 2021, S. 40).

Als Resultat dieser ökonomischen Kolonialisierung der (Handlungs-) Wirklichkeit der Pflege können gravierende Qualitätseinbußen in der pflegerischen Versorgung identifiziert werden (Institut DGB-Index Gute Arbeit, 2018; Schmucker, 2020; Blakeley & Quilter-Pinner, 2019; Walker, 2021; Bourgeron et al., 2021), „die sich in den Augen des Pflegefachpersonals aus der Arbeitsüberlastung ergeben" (Institut DGB-Index Gute Arbeit, 2018, S. 16). Professionelle Pflegeversorgung „wird somit zu einem Dienstleistungsprodukt, welches über ein Minuten- oder Baukastensystem abgerechnet wird und *nicht den tatsächlichen Pflegeaufwand widerspiegelt*" (Schmidt, 2017, S. 91, eig. Herv.). In diesem Zusammenhang geben gut die Hälfte der Pflegekräfte an, zu schnell arbeiten zu müssen (51 % der Gesundheits- und Krankenpfleger und 52 % der Altenpfleger vs. 33 % anderer Erwerbstätige). Etwa zwei Drittel von ihnen berichten davon, häufig zu hohem Leistungs- und Termindruck ausgesetzt zu sein (67 %). Zudem sind rund 65 % der Krankenpfleger und 52 % der Altenpflegekräfte regelmäßig von Unterbrechungen bei der Arbeit am Patienten betroffen (Lück & Melzer, 2020). Unterdies können insgesamt rund 46 % der Pflegefachkräfte ihr verdichtetes Arbeitspensum nur bewältigen, *indem sie Abstriche in der Qualität ihrer pflegerischen Versorgung machen* (49 % in der Gesundheits- und Krankenpflege und 42 % in der Altenpflege) (Institut DGB-Index Gute Arbeit, 2018). Diese „Qualitätsabstriche in der Pflege gehen auf Kosten von PatientInnen, KlientInnen und deren Angehörigen" (Institut DGB-Index Gute Arbeit, 2018, S. 16 f.). Marrs (2007) konstatiert in seinem Übersichtsbeitrag mit dem Titel „Ökonomisierung gelungen, Pflegekräfte wohlauf?" (Marrs, 2007, S. 502) in diesem Zusammenhang ebenso ein Ansteigen der Arbeitsüberlastung der Pflegefachpersonen an die

---

und eine schlechtere Bezahlung aufweisen als öffentliche oder gemeinnützige Einrichtungen (Bourgeron et al., 2021). „Firstly, there is evidence that private providers have less training for staff, higher turnover and lower pay. Secondly, the private care market has proven volatile, with private equity owned businesses operating highly leveraged business models. Thirdly, the emergence of large private providers contrasts with evidence that small nursing and residential homes provide better care" (Blakeley & Quilter-Pinner, 2019, S. 2). Inwiefern deutsche gewinnorientierte Pflegeunternehmen davon betroffen sind, ist indes unklar.

Grenzen des Zumutbaren und sieht dafür die Ökonomisierung des Gesundheitssystems als hauptsächlichen Grund und Katalysator an (Marrs, 2007). Darüber
hinaus merkt Marrs (2007) an:

> Im Zuge der fortschreitenden Ökonomisierung wandelt sich aber nicht nur ihre
> Arbeitssituation, auch ihre berufliche Identität wird in ihrem innersten Kern davon
> berührt. Die hohen ethisch-moralischen Ansprüche der Pflegekräfte an ihre Arbeit
> geraten in einen systematischen Konflikt mit den aktuellen Ökonomisierungstenden
> zen der Krankenhausarbeit. (Marrs, 2007, S. 506)

In Angesicht dessen weisen viele Pflegekräfte darauf hin, dass „die für eine
„gute Pflege" notwendige Einfühlungs- und Kommunikationsarbeit nur mangelhaft bis ungenügend geleistet werden kann. Man gehe oftmals in dem Gefühl
nach Hause, seine Arbeit „nur unvollständig", „nicht richtig", „nicht ordentlich",
„zu oberflächlich" gemacht zu haben" (Hien, 2017, S. 76). Für „„Fürsorge",
„Zwischenmenschliches", „Patientengespräche oder „Beratung" fehle hingegen
zunehmend die Zeit. Daneben führe der Personalabbau zu belastenden Formen
der Arbeitsverdichtung, einer Zunahme physischer und psychischer Arbeitsbelastung sowie der Erkrankungsraten beim pflegerischen Personal" (Slotala & Bauer,
2009, S. 60). Studienergebnisse zum Ethos fürsorglicher Praxis zeigen in diesem
Zusammenhang auf, dass diese Qualitätsprobleme im Kern mit der Anwendung
der herrschenden Zeitökonomie auf die Pflegesituationen zusammenhängen, die
deren notwendige Eigenzeit untergräbt. Menschliche Heil- und Wachstumsprozesse und insbesondere der langsame Prozess abnehmender Lebenskraft am
Lebensende, kann im Rahmen von Ökonomie- und Effizienzlogiken für aufgewendete Zeit zur Pflege kaum berücksichtigt werden (Könninger et al., 2021),
denn „Heilungsprozesse oder auch palliative Versorgung benötigen Zeit, die sich
kaum messen und betriebswirtschaftlich ausrichten lassen" (Könninger et al.,
2021, S. 69). Längst schlägt sich jedoch die Kolonialisierung ökonomischer Imperative nicht nur im pflegerischen Arbeiten am Patienten selbst nieder, sondern
kann auch in den Lehrbuchklassikern der Pflegeausbildung (Thiemes Pflege. Das
Lehrbuch für Pflegende in der Ausbildung) vorgefunden werden (Becker et al.,
2016). So konnten Becker et al. (2016) anhand längsschnittlichen qualitativen
und quantitativen Inhaltsanalysen auch hier Transformationsprozesse (von 1973
bis 2012) von einer fürsorgerationalen hin zu einer ökonomischen Orientierung
aufdecken (Becker et al., 2016). „Die längsschnittliche Analyse der Auflagen
von Thiemes Pflege anhand von drei als zentral erachteten Ökonomisierungsprozessen – Verschlankung, Kommodifizierung und Externalisierung – lässt eine
schleichende diskursive Entwicklung mit einer klaren Tendenz" (Becker et al.,
2016, S. 520) eines ökonomischen ‚Einsickerns' zutage treten (Becker et al.,
2016).

Unsere Studie zeigt demgegenüber einen Wandel professioneller Diskurse am Beispiel der Krankenpflege und lässt insofern fragen, ob der Widerspruch zwischen
fürsorglichem Berufsethos und restriktiven Arbeitsbedingungen auch in Zukunft weiterhin in dem Maße eine Mobilisierungsressource darstellen wird. Die Untersuchung
belegt, dass die fürsorgerationale Arbeitslogik in der Pflege unter Druck steht und auf
ein von der Professionsökonomik gefordertes „decent minimum" reduziert zu werden
droht. (Becker et al., 2016, S. 521)

In Anbetracht der hier dargestellten (Arbeits-)Situation der Pflegedomäne und
dessen ökonomischen Durchdringung (Marrs, 2007; Senghaas-Knobloch, 2008;
Hien, 2017; Mohr et al., 2020; Simon, 2014, 2016b; Starystach & Bär, 2019;
Krampe, 2014; Auth, 2012, 2013; Becker et al., 2016; Schmidt, 2017; Bobbert,
2019) kann aus professionssoziologischer Sicht (derzeit) nicht davon ausgegangen
werden, dass die Pflege die Bedingung eines therapeutischen Arbeitsbündnisses und damit ein ausführliches Fallverstehen flächendeckend imstande ist zu
realisieren (Wolf & Vogd, 2018). Nach wie vor agieren gesundheitliche Versorgungseinrichtungen wie Wirtschaftsunternehmen, wobei die Gewinnmaximierung
über die knappen Personalschlüssel und demzufolge auf Kosten der Pflegefachkräfte und der pflegerischen Versorgungsqualität reguliert wird. Berufliche
Pflegearbeit wird somit zu einem Dienstleistungsprodukt, das den tatsächlichen
Pflegeaufwand, der stets auch emotional-situative Faktoren inkludiert, häufig
nicht in der Lage ist widerzuspiegeln (Schmidt, 2017). „Denn in einem ökonomischen Rahmen finden nicht-betriebswirtschaftliche Praktiken kaum Raum"
(Könninger et al., 2021, S. 69). Infolgedessen „kann von einer Abwertung professionellen Pflegehandelns gesprochen werden (…)" (Schmidt, 2017, S. 91),
die ebenso ein ganzheitliches Pflegehandeln nicht zulässt (Schmidt, 2017). Mehr
noch, es kann der Prozess der Deprofessionalisierung gemäß der hier aufgestellten Begriffsbestimmung identifiziert werden, der professionelles Pflegehandeln im
therapeutischen Arbeitsbündnis erfolgreich und vehement zu verhindern vermag
(Bräutigam et al., 2014; Wolf & Vogd, 2018).

4.3.2 Marginale berufspolitische Organisation

Durch die vorhergehenden Ausführungen einer ökonomischen Kolonialisierung
der pflegerischen Handlungswirklichkeit ist es umso wichtiger, dass sich Pflegekräfte sowohl mit ihrem politischen als auch mit ihrem berufspolitischen (Selbst-)
Verständnis als Pflegende aktiv auseinandersetzen müssen. Sowohl aus der Perspektive eines merkmalsorientierten Professionsansatzes als auch im Verständnis

von professionellem (Pflege-)Handeln ergeben sich die Forderungen an die Pflegenden, sich politisch zu konstituieren (Linseisen, 2018). Die berufspolitische und standesrechtliche Institutionalisierung gilt hierbei als wesentliche Voraussetzung für professionelles (Pflege-)Handeln, das zur beruflichen Autonomie immanent beiträgt (Borgetto, 2017; Kuhn, 2016). Demzufolge ist die (berufs-)politische Partizipation für die Geltendmachung berufsbezogener Ziele im Kontext eines korporatistischen Gesundheitssystems elementar (Hirt et al., 2016; Simon, 2015b). Der Organisationsgrad der Pflegekräfte, insbesondere in Deutschland, wird in der Literatur (siehe z. B. Schroeder, 2018) jedoch als sehr gering beschrieben, ebenso die Bereitschaft, sich (berufs-)politisch zu beteiligen (Hirt et al., 2016). So kann nach Einführung der ersten Berufsorganisation (B.O.K.D.) durch Agnes Karll im Jahr 1903 (Lücke, 2015) die deutsche Pflege nach nunmehr elf Jahrzenten ihrer Verberuflichung lediglich auf einen berufsverbandlichen Organisationsgrad von weniger als 10 % zurückblicken (Krampe, 2016; Kuhn, 2016; Schmidt, 2017; Büker, 2018). Allein die Altenpflege hat mit einer 4,9 %-tigen Mitgliedschaft in einem Berufsverband den allerniedrigsten Organisierungsgrad innerhalb der Pflegeberufe. Rund 76,2 % der Altenpflegeeinrichtungen können zudem keinen eigenen Betriebs- und/oder Personalrat oder eine Mitarbeitervertretung vorzeigen, wohingegen privatwirtschaftliche Pflegeeinrichtungen lediglich mit 10,6 % die geringste Anzahl an betrieblichen Interessenvertretungen stellen (Schroeder, 2018). Auch die gewerkschaftliche Partizipation der Berufsangehörigen ist laut Hirt et al. (2016) mit 22,4 % (diese ‚hohe' Zahl erklärt sich laut den Autoren durch eine Stichprobenverzerrung, die nicht die Grundgesamtheit der beruflich Pflegenden repräsentiert) durchwachsen (Hirt et al., 2016). Konträr hierzu kommt Schroeder (2018) in seiner Analyse in der Altenpflege auf einen gewerkschaftlichen Organisationsgrad von nur 12,2 % (Schroeder, 2018). Möchte man den Blick auf die berufspolitische Beteiligung von Auszubildenden der Pflege werfen, so sind hier gerade einmal 3,8 % berufspolitisch aktiv (zum Vergleich Pflegestudierende: 44,5 %) (Darmann-Finck et al., 2014). Auch heute noch kann „die mangelnde Existenz einer einheitlichen berufsverbandlichen Vertretung wegen der Vielzahl historisch gewachsener und um Partikularinteressen organisierter Verbände" (Bollinger & Grewe, 2002, S. 44) in der Pflege vorgefunden werden (Krampe, 2016; Hofmann, 2013; Büker, 2018; Lademann, 2018), die durch funktionale Interessenskonflikte und organisationspolitische Spannungsverhältnisse geprägt sind. So kollidieren Interessen zwischen Berufsverbänden und der Gewerkschaft (hier vornehmlich ver.di), die sich auf der Ebene der Bundesländer geführten Debatten zur Etablierung und/oder Abschaffung von berufsständischen selbstverwalteten Pflegeberufekammern gegenwärtig zeigen (Schmidt, 2017; Sell, 2021). Alleine die größte berufsverbandliche Dachorganisation der Pflegeberufe, kurz DPR e. V., mit derzeit insgesamt 16 Mitgliedsverbänden (DPR, 2021b) repräsentiert alleine rund 80.000 bis 100.000 Mitglieder (Zergiebel, 2015; SpringerPflege, 2021), was in Relation zur Gesamtgruppe der Pflegekräfte von etwa 1,7 Mio. (Statistik der Bundesagentur für Arbeit, 2020) einem *berufsverbandlichen Organisationsgrad von gerade einmal 4,71 bis 5,88 %* entspricht. Gemäß des neuen Koalitionsvertrags der Ampel-Koalition ist die Stärkung des DPRs e. V. im G-BA und anderen Gremien in Zukunft vorgesehen (Koalitionsvertrag zwischen SPD, Bündnis90/Die Grünen und FDP, 2021). Inwieweit diese Stärkung in eine *echte Mitbestimmung* einmündet oder bloß in Form von weiteren (bereits bestehenden) Mitsprachemöglichkeiten bleibt indes offen. Sollte allerdings eine Mitbestimmung damit verbunden sein, so besteht ebenso Unklarheit, inwiefern ein berufsverbandliches Interessensorgan in Form eines e. V., der kaum über Mitgliedschaften der eigenen beruflichen Gesamtgruppe verfügt, legitimiert sein kann und darf, für diese mitbestimmend zu sprechen.

Verglichen mit dem (berufs-)politischen Einfluss von der DKG, dem GKV-Spitzenverband, der KBV und/oder Bundesärztekammer ist der Einfluss der Einzelverbände im Bereich der Pflege weiterhin relativ überschaubar (Simon, 2015b). Somit ist die deutsche Pflege laut Hofmann (2013) „damit politisch faktisch irrelevant" (Hofmann, 2013, S. 103). Als prägnantes Beispiel hierfür kann die Nicht-Teilhabe der Pflege in der Beschlussfassung eines neuen Instruments zur Pflegepersonalbedarfsmessung für den Krankenhauskontext angeführt werden. Hierbei sollen in Zukunft ohne beschlussfähige Beteiligung der Pflegeberufe die DKG, der GKV-Spitzenverband und der Verband der Privaten Krankenversicherung mit Einvernehmen des Bundesgesundheitsministeriums die Entwicklung und Erprobung eines entsprechenden Bemessungsverfahrens vornehmen (Deutsches Ärzteblatt, 2021). Bereits in der Erarbeitung der Pflegepersonaluntergrenzen[32] wurden in Zusammenarbeit mit dem GKV-Spitzenverband, der DKG und im Benehmen mit dem Verband der Privaten Krankenversicherung Untergrenzen für pflegesensitive Bereiche konzipiert (GKV-Spitzenverband, 2021), dies jedoch

---

[32] Auch weiterhin wird die durch die DKG, Ver.di und dem DPR erarbeitete Interimslösung in Form der Pflegepersonalregelung 2.0 als wissenschaftlich fundiertes Personalbemessungsinstruments für die Pflege im Krankenhaus nicht angewandt. So verweist das BMG auf die Regelungen der Pflegepersonaluntergrenzen (in Form einer maximalen noch zulässigen Mindestbesetzung) und des Pflegebudgets als weiterzutragende (Zwischen-)Lösung hin (ver.di, 2021). Abzuwarten und anstrebenswert bleibt, ob das intendierte Ziel der Koalitionspartner der neuen Ampel-Regierung die PPR 2.0 als Übergangsinstrument mit dem Ziel eines bedarfsgerechten Qualifikationsmixes frühzeitig einführen werden (Koalitionsvertrag zwischen SPD, Bündnis 90/Die Grünen und FDP, 2021).

ohne eine mandatierte, stimmberechtigte und beschlussfähige Beteiligung der Pflegeberufe.

Als weiteres, eindrückliches Beispiel, das die Folge einer marginalen beruflichen Organisationskultur repräsentiert, ist die Klage am Landesarbeitsgericht Berlin-Brandenburg durch den AGVP e. V. mit Unterstützung der Evangelischen Heimstiftung Baden-Württemberg gegen die Gewerkschaft ver.di (AGVP, 2021). Ziel der Klage war es, gerichtlich zu klären, ob ver.di überhaupt befugt sein kann, einen allgemeinverbindlichen Tarifvertrag[33] für die Altenpflege zu beschließen (Creutzburg, 2021). Als Begründung wurde seitens des AGVPs vorgetragen, dass ver.di „mangels Mitgliederstärke als Gewerkschaft „in der Altenpflege so gut wie nicht existent"" (Creutzburg, 2021, o.S.) sei. Weiter heißt es im Antrag: „es sei „nicht bekannt, dass Verdi in der Pflegebranche zu irgendeinem Zeitpunkt einen Tarifabschluss durch gewerkschaftlichen Druck durchgesetzt hätte. Dass die Gewerkschaft in anderen Branchen mächtig sei, könne dieses Defizit im Hinblick auf ihre Tariffähigkeit in der Altenpflege nicht ausgleichen" (Creutzburg, 2021, o.S.). Durch das Veto der Arbeitsrechtlichen Kommission der Caritas gegen einen allgemeingültigen Tarifvertrag in der Altenpflege (Teigeler, 2021) ist jedoch die Klage zur Nichtigkeitsfeststellung des Tarifvertrags nunmehr obsolet geworden, zeigt jedoch wie ein Brennglas auf, dass insbesondere der (Alten-)Pflegeberuf kaum auf eine gewerkschaftliche resp. interessenspolitische Durchsetzungsmacht durch Mitgliedschaften bauen kann (Schroeder, 2018; Schmidt, 2017; Sell, 2021). „In der ambulanten Pflege kennen die Arbeitnehmer ver.di bestenfalls vom Hörensagen" (AGVP, 2021, o.S.). Ohne eine entsprechende, mandatierte und repräsentative Vertretung für die Pflegeberufe erscheint in der Rückschau der Ausschluss der Pflege in der Logik eines korporatistischen und interessensorganisierten Gesundheitswesens (Simon, 2015b) ‚leider' naheliegend.[34]

---

[33] Lediglich 15,7 % der privaten Träger sind im Pflegedienst tarifvertraglich gebunden (IAW, 2011). Im Bereich der Pflegeheime beträgt die Tarifvertragsgebundenheit insgesamt lediglich 44 % (Bispinck et al., 2013). Auch die neue intendierte Pflegereform (BMG, 2021b) darf nicht zur Verwechslung zwischen Tarif*verträgen* und ortsüblicher tariflicher *Bezahlung* führen (Teigeler, 2021). Unterdies wird man laut Prof. U. Klammer der Forderung des CW-Indexes, den Beruf der Pflegefachkraft mit den verbundenen Anforderungen und Belastungen sowie ihrer Verantwortung gerecht zu bezahlen (gemäß der Maxime: „Gleicher Lohn für *gleichwertige* Arbeit"), weiterhin nicht gerecht. Der CW-Index sieht gemäß der Berufsanforderungen ein Einstiegsgehalt von rund 4000€ Brutto (im Vgl. zu Ingenieuren) vor (beide in CW-Gruppe 28) (Lücke, 2021; Klammer et al., 2018).

[34] Offen und zukünftig zu klären bleibt jedoch, ob eine mandatierte Bundespflegekammer (als Dachorgan für 16 Landespflegekammern) überhaupt im Setting des G-BAs ein Mitbestimmungsrecht eingeräumt bekommen würde. In Hinblick auf die BÄK ist hiervon wohl

Vielmehr drängt sich hierbei die Frage auf, inwiefern Pflegekräfte im Sinne Kants (1784) als mündige Individuen eine Mitverantwortung am Prozess einer marginalen berufspolitischen Partizipationskultur innehaben oder ob Pflege als „eine politisch nahezu ohnmächtige Berufsgruppe" (Hofmann, 2013, S. 203) auch noch in Zukunft angesehen werden muss, die nicht aus sich selbst heraus berufspolitisch wachsen kann. Steppe (2000) sieht die Pflegekräfte – so auch bereits Agnes Karll[35] – jedoch in der direkten Mitverantwortung und macht deutlich, welcher substantielle Gedanke durch (berufs-)politische Teilhabe verfolgt werden (Hirt et al., 2016) muss: „Politik ist bekanntlich ein Prozess, in dem Entscheidungen aufgrund von demokratisch legitimierten Mehrheiten fallen, es liegt also an uns, diese Mehrheiten zu verändern, wenn die Entscheidungen nicht unsere Zustimmung finden" (Steppe, 2000, S. 89). Als wesentlicher Baustein zum Erreichen einer mandatierten resp. mehrheitsfähigen und berufspolitischen Interessensvertretung im Kontext der Professionalisierung der Pflege gilt in Deutschland die berufsständische Selbstverwaltung in Form einer Heilberufekammer (Büker, 2018; Lademann, 2018; Kuhn, 2016; Drebes et al., 2017), die in den Strukturen des korporatistischen Gesundheitssystems verankert werden kann (Krampe, 2016). Als Körperschaft des öffentlichen Rechts, die allen voran auch die Interessen der Bevölkerung zu deren Wohle stellvertretend für den Staat übernimmt (Büker, 2018; Drebes et al., 2017; Kuhn, 2016), können ihr durch jeweilige Kammergesetze (Büker, 2018; Kuhn, 2016) folgende hoheitliche Aufgaben übertragen werden (Büker, 2018; Drebes et al., 2017; Kuhn, 2016; Roßbruch, 2014):

- Registrierung der Berufsinhaber resp. Führung eines Berufsregisters, das eine aussagekräftige Berufsstatistik ermöglicht
- Interessensvertretung der Pflegefachpersonen durch Lobbyarbeit in (Berufs-) Gremien (Einflussnahme auf berufspolitische Entwicklungen)

---

derzeit, zum Nachteil der Professionalisierung der Pflege, nicht auszugehen (Schwinger, 2018). „Der Bundesgesetzgeber müsste hier handeln und der Bundespflegekammer weiterreichende Kompetenzen im G-BA zugestehen. Maßgeblich wird folglich sein, ob und wie schnell eine Reihe weiterer Bundesländer in Sachen Pflegekammer nachziehen" (Schwinger, 2018, S. 42).

[35] „Wir, die als selbständige, selbstverantwortliche Menschen dem Leben gegenüberstehen, sind selbst schuldig, wenn wir nicht die rechtlichen Wege suchen und bahnen helfen, um fähig für unsere Lebensaufgabe zu werden. Wer soll uns denn unseren Beruf aufbauen, wenn wir es nicht selbst tun. Wir haben gar kein Recht zu verlangen, dass andere das tun." - Agnes Karll (1868–1927).

- Erlassung einer verbindlichen Berufsordnung, die Berufsrechte und -pflichten formuliert[36] inkl. einer standesrechtlichen Überwachung der Berufspflichten (berufliche Selbstkontrolle)
- Organisation und Beschlussfassung von verbindlichen Fort- und Weiterbildungen durch entsprechende Fort- und Weiterbildungsordnungen; die Fachaufsicht liegt bei der Kammer
- Beteiligung (z. B. im Sinne einer Anhörung) an Gesetzgebungsverfahren, die die Berufsgruppe der Pflege betreffen
- Beratung der Pflichtmitglieder (z. B. juristische Beratung)
- Erstellung pflegerischer Gutachten
- Erarbeitung von ethischen und verbindlichen Standards[37] (Büker, 2018; Drebes et al., 2017; Kuhn, 2016; Roßbruch, 2014)

Demnach wird die Pflege in die Lage versetzt, auch hoheitliche bzw. staatliche Aufgaben erfüllen zu können (Kluth, 2008; Kuhn, 2016). „Damit eröffnet das Kammermodell, Autonomie auch in den staatlichen Bereich hineinzutragen und den Berufsträgern eine Mitwirkung (Partizipation) im Bereich des Berufsrechts zu eröffnen. Privatrechtliche Vereine dagegen sind darauf beschränkt, außerhalb des staatlichen Bereichs liegende Aufgaben wahrzunehmen" (Kluth, 2008, S. 12). Neben eines dadurch stärkeren Autonomiegewinns (Kluth, 2008; Kuhn, 2016) der Pflegefachkräfte durch die eigene Festlegung von Inhalten für pflegerisches Handeln (Kuhn, 2016), ist eine Heilberufekammer zudem in der Lage, auch ethische Grundsätze (in Form von ethischen Leitlinien) in das Arbeiten der Pflege verbindlich festzulegen (Büker, 2018; Lademann, 2018; Langer, 2005; Kuhn, 2016). Dies würde der Forderung des TraPs nach Borgetto (2017) zur Bildung eines ethischen Habitus gerecht werden, wonach eine institutionalisierte Voraussetzung für „die Vermittlung von professionsethischen Grundsätzen" (Borgetto, 2017, S. 175) gelegt werden würde.

---

[36] Die häufig gestellte Kritik, dass eine Berufsordnung keinen Einfluss auf das Direktionsrecht (gemäß §106 GewO) des Arbeitgebers hat, ist laut dem Rechtswissenschaftler Prof. Roßbruch (2017) nicht korrekt: „Darüber hinaus wird [...] das Weisungsrecht des Arbeitgebers durch berufsrechtliche Regelungen begrenzt. Man spricht hier auch von einem sog. gespaltenen Weisungsrecht" (Roßbruch, 2017, S. 11).

[37] „In Deutschland orientiert sich die Pflege an berufsspezifischen Werten, die international Gültigkeit haben, dem ICN-Codex. Da hierzulande bislang *keine Registrierung* zur Ausübung des Berufes notwendig ist, *besteht keine Möglichkeit, Berufsangehörige zumindest formal auf die Einhaltung gemeinsam geteilter Werte zu verpflichten*" (Lademann, 2018, S. 111, eig. Herv.).

> Es findet sich eine große Übereinstimmung, dass die fallspezifisch zu erbringende professionelle Leistung nur in Zusammenhang der Selbstreflexion, der kollegialen Kontrolle in Standesorganisationen mithilfe der sanktionierten Bindung an die institutionell verankerte Professionsethik unter dem Dach einer Profession abgesichert werden kann. Nur so erscheint vor allem der Schutz des Klienten [...] aber auch der Schutz der Profession vor ihren Klienten (z.B. durch die Interventionspflicht in Notfällen) oder vor (unangemessenen) gesellschaftlichen Ansprüchen (z.B. durch politische Steuerungsversuche) möglich. (Langer, 2005, S. 195)

Trotz eines seit mehr als dreißigjährigen Bestrebens von Seiten einiger engagierter Pflegekräfte für die Etablierung von Pflegekammern (Büker, 2018) können allerdings gegenwärtig innerhalb der Pflege Dekonstruktionsprozesse beobachtet werden, die in der Lage sind, die Grundlage für eine institutionalisierte Entscheidungs- und Handlungsautonomie und somit die Sicherstellung für professionelles Handeln im Sinne des TraPs (Borgetto, 2017; Büker, 2018; Lademann, 2018; Kuhn, 2016) auszubremsen. Als exemplarisches Beispiel hierfür kann die beschlossene Auflösung der Pflegeberufekammer in Schleswig-Holstein (Schleswig-Holsteinischer Landtag, 2021) und der Pflegekammer in Niedersachsen (Niedersächsisches Ministerium für Soziales, Gesundheit und Gleichstellung, 2021; Niedersächsischer Landtag, 2021) angeführt werden[38], die historisch indes einen einmaligen Vorgang darstellt (Kluth, 2020). So haben in Schleswig-Holstein in der Abstimmung zum Erhalt oder zur Auflösung der Kammer 91,77 % der teilnehmenden Pflegekräfte (17.747 von 23.579 Abstimmungsberechtigten) gegen die Fortführung einer Institution, die die Qualität professionellen Handelns kontrollieren, überprüfen und ggf. sanktionieren kann (Borgetto, 2017), votiert (Pflegeberufekammer SH, 2021a). Somit wurde ein repräsentatives ‚Nein' für eine selbstregulierende und berufsständische Interessensvertretung (gemäß §§ 1, 2, 3, 4 und 5 PBKG SH, 2015) erteilt. In Abgrenzung hierzu haben sich in Niedersachsen jedoch nur eine Minderheit der stimmberechtigten Pflegefachkräfte (15.100 von rund 78.000 Stimmberechtigten) an der Abstimmung zur Fortführung oder Abschaffung der Kammer beteiligt[39]. Von ihnen stellten sich 70,6 % (dies

---

[38] „Dabei scheint ein Reibungspunkt die Registrierung der Pflegekräfte in Deutschland zu sein. Eine Zwangsregistrierung mit einer entsprechenden Gebühr und dem Nachweis regelmäßiger Fort- und Weiterbildungen wird von den meisten Pflegenden abgelehnt" (Drebes et al., 2017, S. 95).

[39] Insgesamt stellt sich aus professionssoziologischer Sicht nunmehr die Frage auf, „ob der Widerstand bei den Mitgliedern nicht auch ein Zeichen dafür ist, dass die Pflegekammer Gemeinwohlbelange verfolgt, die von den Mitgliedern Verhaltensänderungen verlangen, die von ihnen nicht erwünscht sind [?]" (Kluth, 2020, S. 43).

entspricht ca. 14 % der stimmberechtigten Grundgesamtheit) gegen den Fortbestand einer solchen Institution (Niedersächsische Staatskanzlei, 2020; Kluth, 2020). Kluth (2020) merkt allerdings in diesem Zusammenhang kritisch an:

> Vor diesem Hintergrund stellt sich die Frage, ob das eine tragfähige Begründung für einen so weitreichenden und kostspieligen Gesetzgebungsakt sein kann – und ob es mit Blick auf die durch das Demokratieprinzip verlangte Herrschaft des Volkes überhaupt zulässig ist, dass sich der Landesgesetzgeber in die Geiselhaft von Umfrageergebnissen begibt, an denen nur ein winziger Bruchteil des Staatsvolkes beteiligt war. (Kluth, 2020, S. 41)

Die Folge, die nun mit der Auflösung der Pflegekammern unweigerlich assoziiert ist, bildet das Zurücktreten der Pflege aus allen relevanten berufspolitischen Gremien des Gesundheitswesens[40] (Moiseiwitsch, 2021). „Was mit der Ethikkommission der Pflegekammer oder mit Projekten zur Weiterentwicklung des Pflegeberufs geschehen soll, bleibt ebenfalls unklar" (Moiseiwitsch, 2021, o.S.). Darüber hinaus zeichnet sich auch in Rheinland-Pfalz ein implizites Desinteresse und eine latente Gegenstimmung gegenüber einer Selbstverwaltung ab. So nahmen lediglich 17,83 % der stimmberechtigten Pflegekräfte an der diesjährigen Wahl zur Vertreterversammlung der Landespflegekammer Rheinland-Pfalz teil. Besonders zu nennen ist hierbei der relative Wahlgewinn kammerkritischer Vereinigungen (Ver.di an Mosel und Pfalz: 12,74 %; Ver.di am Mittelrhein: 12,95 %; Pflegekammer ohne Zwang PKoZ: 12,11 %) gegenüber aller anderen zur Wahl angetretenen Fraktionen (Landespflegekammer RLP, 2021b). Mit einer geplanten bundesweiten Befragung aller beruflichen Pflegekräfte, ob und inwieweit eine Selbstverwaltung der Pflegeberufe in Zukunft organisiert werden kann (Koalitionsvertrag zwischen SPD, Bündnis90/Die Grünen und FDP, 2021), wird sich wohl in Zukunft die besondere Frage klären können, inwiefern eine berufsautonome (Mit-)Gestaltung des eigenen Berufsfelds als inhärente Voraussetzung professionellen Handelns (Borgetto, 2017) von den Pflegekräften erwünscht ist. In Hinblick auf Niedersachsen und Schleswig-Holstein und ihrer spezifischen beruflichen Soziogenese kann hier tendenziell wohl eher von einem negativen Votum ausgegangen werden.

---

[40] So verliert beispielsweise die Pflegeberufekammer in Schleswig-Holstein folgende berufspolitische Gremiensitze: Landespflegeausschuss (gegenwärtig stimmberechtigt im Vorstand), Landeskrankenhausausschuss (Sitz mit beratender Stimme, die angehört werden muss), Gemeinsames Landesgremium zur Entwicklung medizinischer Versorgungsstrukturen (antrags- und stimmberechtigtes Mitglied mit zwei stimmberechtigten Sitzen) und Landesarbeitsgemeinschaft für Einrichtungsübergreifende Qualitätssicherung (LAG EQSH) (beratende Position) (Pflegeberufekammer SH, 2019, 2021b).

Entgegen einer monistischen und funktionalen Selbstverwaltung hat Bayern 2017 jedoch mit einer gruppenantagonistischen Berufsorganisation, die gegenwärtig lediglich ca. 2200 Mitglieder vorweisen kann (Mittler, 2021), einen weiteren Sonderweg in der Pflege bestritten (Hanika, 2019). Dies entspricht in Relation zu rund 135.000 (StMGP Bayern, 2021) bis 200.000 geschätzten beruflichen Pflegekräften in Bayern (VdPB, 2021) lediglich 1,63 % bzw. 1,1 %. Als Körperschaft des öffentlichen Rechts nimmt die VdPB jedoch eine besondere ‚Zwitterstellung' der Berufsorganisationen ein, die unter anderem durch folgende *Sonderbeschaffenheit'* charakterisiert ist (Bayrischer Landespflegerat, 2020; Hanika, 2019):

- Keine Verankerung bzw. Verortung im Heilberufe-Kammergesetz (HKaG) und somit keine Gleichberechtigung gegenüber anderen Heilberufen vorgesehen.
- Neben der Rechtsaufsicht obliegt dem Bayrischen Staatsministerium für Gesundheit und Pflege die Fachaufsicht und die damit einhergehende Zweckmäßigkeitskontrolle des Handelns.
- Keine autonome Entscheidungsbefugnisse über essenzielle Themen wie die der Vereinigung übertragenen staatlichen Aufgaben.
- Keine eigene Haushaltsouveränität über die Verwendung der Haushaltsmittel; Die Höhe der jährlichen staatlichen Zuwendungen unterliegt der Maßgabe des bayrischen Staathaushalts.
- Verfügt über einen Beirat, der jeweils aus vier Mitgliedern der Delegiertenversammlung und vier der Verbände der Träger der Krankenhäuser und Pflegeeinrichtungen zusammengestellt ist. Bevor die Voll- oder Mitgliederversammlung in Fragen der Fort- und Weiterbildung Beschlüsse fassen kann, ist zwingend ein Votum des Beirats einzuholen (Bayrischer Landespflegerat, 2020; Hanika, 2019).
- „Keine Pflichtmitgliedschaft. [...] Grundsätzlich sind Beschlüsse der VdPB ähnlich derer von Vereinen nur für ihre Mitglieder verpflichtend. Da jedoch nicht alle Pflegenden registriert sind, kann sie weder die Wirkmächtigkeit einer Pflegekammer mit Pflichtmitgliedschaft noch deren innerdemokratische Legitimation erreichen" (Hanika, 2019, o.S.).

In Anbetracht dessen sieht Weidner (2015) in der damaligen vorgetragenen Argumentation der ehemaligen bayrischen Gesundheitsministerin Fr. Huml, die geplante Vereinigung anstelle einer Pflegekammer ebenso in Form einer Körperschaft des öffentlichen Rechts und damit auf Augenhöhe mit den Landesärztekammern zu stellen, als einen sog. ‚Verneblungsversuch' an (Weidner, 2015). „Berufliche Selbstverwaltung nach Kammerrecht ist etwas völlig anderes als eine rechtsformale Institutionshülle, in der wer auch immer das Sagen hat" (Weidner, 2015, S. 72). So konstatierte Kluth (2008) bereits folgendes und nun aktuell gewordenes Problem, das nun die VdPB ebenso betrifft:

> Dieser für das Körperschaftsmodell zentrale Gesichtspunkt wird übersehen, wenn in anderen Staaten Kammerorganisationen geschaffen werden, bei denen einerseits Körperschaften des öffentlichen Rechts errichtet werden, dabei aber die Mitgliedschaft freiwillig und der Organisationsgrad niedrig ist. Diese Kammern müssen entweder einer strengen Staatsaufsicht in allen Einzelheiten unterworfen werden; dann macht aber die Schaffung von selbständigen Organisationen kaum Sinn. Oder sie verfügen nicht über eine ausreichende demokratische Legitimation, wenn sie auch für oder gegenüber denjenigen Berufsangehörigen handeln, die keine Mitgliedschaft begründet haben. (Kluth, 2008, S. 4)

Auch auf europäischer Ebene ist der *bayerische Sonderweg* kaum erklär- und vermittelbar und kann zu zahlreichen Irritationen führen (Hanika, 2019). Allerdings zeigen sich in den letzten Jahren auch positive *Teil*trends für die Handlungsautonomie der Pflegekräfte[41] (Dörge, 2017). Von besonderer Bedeutung können maßgeblich die vorbehaltenen Tätigkeiten nach §4 PflBG (2017) genannt werden. Demnach obliegt die Feststellung des individuellen Pflegebedarfs, die Organisation, Gestaltung und Steuerung des Pflegeprozesses sowie die Analyse, Evaluation, Sicherung und Entwicklung der Qualität der Pflege (PflBG, 2017) nunmehr alleine Pflegefachpersonen gem. § 1 PflBG (Weidner, 2019). „Dennoch darf die faktische Handlungsautonomie der Pflegenden deswegen keinesfalls überschätzt werden" (Dörge, 2017, S. 71). So stellt Weidner (2019) im Bezug zum §4 PflBG (2017) weiter fest:

> Ausdrücklich wird die Durchführung und Dokumentation der geplanten Pflege, die zum Ausbildungsziel im §5 PflBG Absatz 3c formuliert ist, nicht als pflegeprofessioneller Vorbehalt festgelegt. Damit hält der Gesetzgeber die Möglichkeit offen, dass auch unterhalb des Fachkraftniveaus qualifizierte Helferinnen und Helfer oder auch Angehörige anderer Berufsgruppen in der Durchführung und Dokumentation der professionellen Pflege weiterhin eingesetzt werden können. (Weidner, 2019, S. 9)

---

[41] So z. B. auch die Gründung der Pflegekammer NRW, wobei in der Summe (derzeit) in Zukunft nur noch zwei anstatt vier Landespflegekammern ihre Aufgabe wahrnehmen werden. Zudem kann das Modellvorhaben gemäß der Richtlinie nach §63 Abs. 3c SGB V erwähnt werden, wobei allerdings auch hier zur Substitution vorgesehener Tätigkeiten eine *ärztliche Verordnung vorausgehen* muss. Die *Diagnose* und deren *Überprüfung* sowie die *Indikationsstellung* bleiben weiterhin in *alleiniger, ärztlicher Verantwortungsautonomie* (G-BA, 2021).

Ungeachtet der vorbehaltenden Tätigkeiten bleibt somit im Rückschluss die Durchführung der Pflegehandlung als „Herzstück des Pflegeprozesses" (Kuckeland et al., 2019, S. 32), die als Schnittstelle für alle anderen Phasen des Pflegeprozesses fungiert (Brobst et al., 2007), auch den Berufsgruppen offen, die auf keine dreijährige pflegerische Grundausbildung zurückblicken können (Weidner, 2019). Demzufolge ist die Delegation beruflicher pflegerischer Durchführung an Pflegehelfer- und Assistenzpersonal weiterhin möglich und insbesondere für die stationäre Langzeitpflege gemäß Rothgang[42] auch in Zukunft geboten (Sell, 2020; Rothgang et al., 2020). Insbesondere in der Altenpflege bzw. stationären Langzeitpflege „wird der Einsatz von angelernten Hilfskräften im Niedriglohnbereich politisch forciert, um den strukturell verursachten Fachkräftemangel und damit einhergehenden Versorgungsmangel aufzufangen. Zu einer notwendigen Anerkennung der Fachlichkeit und Aufwertung der Pflegeberufe führen diese Maßnahmen sicherlich nicht" (Schmidt, 2017, S. 95). An dieser Stelle kann aus professionssoziologischer Sicht im Sinne professionellen Handelns nach Oevermann (1996, 2005) und Borgetto (2017) in Abrede gestellt werden, dass dadurch ein ausreichender Wissenschaftsbezug im therapeutischen Arbeitsbündnis, das auf die Notwendigkeit einer evidenzbasierten Praxis verweist (siehe Begründungszwang gem. Oevermann, 1981b, 1996) (Borgetto, 2017; Oevermann, 1996), konzediert wird. Letztlich bedarf es nach Oevermann (1996) neben Rückgriff erfahrungswissenschaftlicher Erkenntnisgrundlagen (Dörge, 2017) auch „immer einer wissenschaftlich reflektierten Begründung" (Dörge, 2017, S. 47). So moniert auch Hollick (2021) in diesem Zusammenhang:

> Die fachlich falsche Zuweisung administrativer Tätigkeiten an Fachkräfte und patientennaher Pflege hingegen an Assistenzkräfte entzieht gerade bei personellem Skillmix die Pflegenden mit der besten Ausbildung den Bewohnerinnen und Bewohnern. Deren tatsächlicher Bedarf findet damit pflegefachlich keine Berücksichtigung mehr. Verglichen mit der Ärzteschaft wäre es so, als würde der Chirurgieprofessor die Operation seinen Assistenten überlassen, da er zwar Spezialist für Organisationsfragen sei, vom Schneiden aber nichts mehr verstehe. [...] Pflege kann auch in ihrer wissenschaftlichen Form nicht patientenfern und per Delegation an Hilfskräfte ausgeführt werden. (Hollick, 2021, S. 57)

Zusammenfassend kann also festgehalten werden, dass es der Pflegebasis als größte Berufsgruppe im Gesundheitswesen (Statistisches Bundesamt, 2020) bis

---

[42] Hierzu äußerte sich der in der TAZ zitierte Rothgang folgedermaßen: „Fachkräfte sind die knappste Ressource, die wir haben – es ist Verschwendung, wenn sie in der Pflege Aufgaben übernehmen müssen, die auch Hilfskräfte tun können" (Schnase, 2019, o.S.).

heute (noch) nicht gelungen ist, ihre berufspolitische Bedeutung ausreichend dar-
zustellen (Hofmann, 2013). Pflegefachpersonen müssen verstehen, dass sie als
größte Domäne im Gesundheitswesen viel Machtpotential haben könnten (Zegelin, 2020). „Bislang verhält sich die Berufsgruppe stattdessen wie ein schlafender
Tiger, wertvolle Chancen bleiben ungenutzt. [...] Es liegt an uns selbst, uns zu
Gehör zu bringen" (Zegelin, 2020, S. 6 f.). Demnach bedarf es seitens der Pflegekräfte eines aktiven politischen Einbringens und Handelns (Linseisen, 2018),
was nach Steppe (2000) „so etwas wie ein ständiges Bewusstsein von politischen
Handlungsmöglichkeiten in der Pflege voraussetzen" (Steppe, 2000, S. 89) würde.
„Ein Bewusstsein, was für die Pflegenden aufgrund ihres historisch gewachsenen
und über Jahrzehnte auch von ihnen selbst gepflegten Berufsverständnis als neu-
trale und unpolitische Gruppe zumindest äußerst schwierig erscheint" (Steppe,
2000, S. 89). Viele Pflegekräfte selbst sehen für sich auch in der heutigen Zeit
nur eine schwache berufspolitische Einflussnahme und erleben sich häufig gegenüber einem hoch regulierten Gesundheitsbereich als machtlos (Linseisen, 2018).
So erscheinen die Forderungen der Pflegebasis für mehr Gehalt, Mitspracherecht
und bessere Arbeitsbedingungen im Gesundheitssystem (Pflege am Boden, 2014)
vollkommen nachvollziehbar, jedoch gegenüber ihrer eigenen marginalen Organisationskultur hoch ambivalent. Hierbei kommt auch die Zeit-Autorin Parnack
(2021) mit ihrem Artikel ‚Helden der Selbstverzwergung' in der Debatte um die
Abschaffung der Heilberufekammern in Niedersachsen und Schleswig-Holstein
zu folgendem Resümee: „Denn so offenbar ihre Bedeutung spätestens in der
Corona-Krise geworden ist und so sichtbar der Wert ihrer Arbeit, es bleibt dabei:
Wer nicht organisiert ist, ist politisch weder bedeutend noch sichtbar" (Parnack,
2021, o.S.). Somit protegieren Pflegekräfte – wenn auch unmerklich – eine deprofessionelle Handlungswirklichkeit (Wolf & Vogd, 2018), die ihnen nur wenige
autonome Handlungsspielräume gewährt. „Es bleibt letztlich darauf zu schauen,
wie und in welchem Ausmaß die einzelnen Pflegekräfte den ihnen zur Verfügung
stehenden Handlungsrahmen für die autonome Gestaltung ihres pflegerischen
Handelns [in Zukunft] nutzen" (Dörge, 2017, S. 71).

4.3.3 Zögernde Akademisierung der Primärqualifizierung

Bedingt durch die traditionelle Sondersituation der Pflege (Grewe & Bollinger,
2002; Hofmann, 2013) in Deutschland, setzten erst zu Beginn der siebziger Jahre

des 20. Jahrhunderts in der BRD (Gerlach, 2013) mit starker zeitlicher Verzögerung im Vergleich zu vielen anderen Staaten[43] (Kraushaar, 1994; Schaeffer, 2011) (inkl. der damaligen DDR – siehe hierfür Thiekötter, 2006) erste Bemühungen ein, die berufliche Situation der Pflege durch Modellstudiengänge für die Lehrtätigkeit in Form von Weiterbildungsinitiativen zu verbessern (Gerlach, 2013; Moses, 2015). Die hauptsächliche Wende kam jedoch erst Ende der achtziger bzw. Beginn der neunziger Jahre (Gerlach, 2013; Schaeffer et al., 2008; Moses, 2015), ausgelöst durch die Debatte um den schon damals drohenden Pflegenotstand (Kälble, 2013). Begründet wurde die Akademisierung der Pflege mit der Notwendigkeit einer wissenschaftlichen Fundierung des beruflichen Handelns und einer erhöhten Anforderung an die Ausübung des Pflegeberufs (Kälble, 2013; Robert Bosch Stiftung, 1992). Insbesondere durch die Denkschrift ‚Pflege braucht Eliten' der Robert Bosch Stiftung (1992) wurde der Politik argumentativ dargelegt, welcher Stellenwert und Bedarf in einer Akademisierung gewisser Funktionsbereiche in der Pflege liegt (Robert Bosch Stiftung, 1992). Trotz eines immens einsetzenden Gründungsbooms von unterschiedlichen Pflegestudiengängen (Schaeffer et al., 2008), die vorwiegend an Fachhochschulen zu verorten waren und derzeit auch noch sind (Moses, 2015; Kälble, 2017; Pflegestudium.de, 2016), hat sich im Aufbruch der neunziger Jahren die Debatte um die Akademisierung der Pflege (Cassier-Woidasky, 2011) „vor allem auf die Gründung von Studiengängen für Lehre und Leitung gerichtet" (Caissier-Woidasky, 2011, S. 164). „Die typische „Pflegepraktikerin" blieb davon weitgehend unberührt und in Folge blieb auch der erwartete „Professionalisierungsschub" des Pflegeberufs aus" (Mayer, 2010, S. 42). Unterdies stellte sich die Akademisierung der Pflege „hauptsächlich als Qualifikationsprozess für gehobene Funktionen" (Moses, 2015, S. 113) heraus. Unter professionssoziologischen Gesichtspunkten äußerte sich infolgedessen unter anderem Schaeffer (2004) kritisch zum Prozess einer ausschließlichen ‚Elitenbildung'. Dabei hält sie es für problematisch, dass damit die Bemühungen einer Akademisierung der Pflege nur auf den verhältnismäßigen kleineren Teil pflegerischen Handelns beschränkt werden und so nicht die Pflege

---

[43] Bereits im anglo-amerikanischen Raum konnte durch das ‚Nightingale-System' und zeitigen Akademisierung bereits eine frühe Professionalisierung der Pflege, die unter anderem in der Konstituierung des ersten universitären Lehrstuhls für Krankenpflege im Jahr 1907 an der Columbia University (New York) ihren Anfang nahm, beobachtet werden (Büttner, 2020). „Durch die Vorherrschaft konfessioneller Schwesternschaften, die die Krankenpflege stets ausschließlich als christliche Berufung und nicht als einen weltlichen Beruf ansahen, setzte die Akademisierung in Deutschland ca. 100 Jahre später ein. [...] Es wird noch dauern, diesen Rückstand aufzuholen" (Büttner, 2020, S. 10 f.).

als berufliche Gesamtgruppe zum Gegenstand eines wissenschaftlichen Zugangs wird (Gerlach, 2013; Schaeffer, 2004):

> Die Studiengänge befassen sich entweder mit der Pflegelehre/-pädagogik oder dem Pflegemanagement. Aus professionstheoretischer Sicht hat man sich daher streng genommen mit dem Lehrer- bzw. Managementhandeln zu befassen. Wird diese Situation festgeschrieben, [...] haben wir es mit nichts anderem zu tun als mit der Tatsache, dass in Teilbereichen einer Dienstleistungstätigkeit eine Anhebung des Ausbildungs- oder Dienstleistungsniveaus erfolgt. Unklar ist also bislang, ob die Pflege wirklich in einen Professionalisierungsprozess eingetreten ist. Letzterer kann nur den Berufs- stand als Ganzen erfassen, und das ist angesichts des Zuschnitts der Pflegestudien- gänge derzeit noch nicht erkennbar. (Schaeffer, 2004, S. 113)

Neben der überwiegenden *Teil*akademisierung (Krampe, 2013; Bollinger & Grewe, 2002; Schaeffer et al., 2008; Kälble, 2017; Gerlach, 2013) wurden auch Studiengänge der Pflegewissenschaft konstituiert, die eine forschungs- und wissenschaftsbezogene Ausbildung anbieten (Kälble, 2017). „Von diesen Studien- gängen, die insbesondere der eigenen Nachwuchsförderung dienen sollten und weiterhin sollen, konnten bis heute jedoch, trotz entsprechender Forderungen, nur sehr wenige an Universitäten und medizinischen Fakultäten verankert werden" (Kälble, 2017, S. 44). Gleichwohl sich Studiengänge im Bereich der Lehre und des Management etablieren konnten, kann ihre Phase der Entwicklung noch nicht als abgeschlossen gelten. So existieren z. B. für die Pflegelehre sowohl bezo- gen auf die inhaltliche Konzeption wie auch auf die strukturelle Verortung eine bunte Bandbreite lehrerbildender Studiengänge (Darmann-Finck, 2020), die durch ein Labyrinth von verschiedenen Ausbildungsmöglichkeiten charakterisiert sind (Mäteling, 2006). Zudem kann eine deutliche Unübersichtlichkeit der Pflegeleh- rerqualifikation (Arens, 2014, 2016) vorgefunden werden, wodurch laut Sahmel (2018b) gar Dequalifikationstendenzen durch Bachelor- und Masterstudiengänge ohne bildungswissenschaftlichen und/oder gesundheits- und pflegepädagogischen Bezug nicht auszuschließen seien (Sahmel, 2018b).

> Mit dem neuen Pflegeberufegesetz wird das Niveau der Pflegelehrerbildung angeho- ben – dies ist eindeutig als Fortschritt zu bewerten. Nach wie vor bleibt sie aber hinter der sonst in der Berufsbildung üblichen Qualifizierung für das Lehramt zurück. Noch fehlt ein Strukturmodell ähnlich dem für das Lehramt an berufsbildenden Schulen. (Darmann-Finck, 2020, S. 66)

Demnach bleibt die explizite Forderung der Robert Bosch Stiftung (1992) in der Einführung eines flächendeckenden Universitätsstudiums für Lehrkräfte der Pflegeberufe am Maßstab der Ausbildung für das Berufsschullehramt für die Sekundarstufe II (Robert-Bosch-Stiftung, 1992) bis heute weiterhin unerfüllt[44] (Darmann-Finck, 2020; Bartholomeyczik, 2021) und das „Ziel noch nicht erreicht" (Darmann-Finck, 2020, S. 66). Trotz Etablierung zahlreicher Modellstudiengänge durch Inkrafttreten der Modellklausel auf Grundlage der pflegerischen Berufsgesetze von 2003 bzw. 2004[45] (Darmann-Finck, 2014; Darmann-Finck & Reuschenbach, 2018) und der Empfehlung des Wissenschaftsrats (2012), „10 bis 20 % eines Ausbildungsjahrgangs [...] akademisch zu qualifizieren" (WR, 2012, S. 8), kann gegenwärtig von einer Akademisierungsquote der pflegerischen Primärqualifizierung bezogen auf die Gesamtzahl aller Pflegekräfte von einem Anteil von lediglich ca. 0,5 bis maximal 2 % ausgegangen werden (Simon, 2016c; Meyer-Kühling, 2019). In Bezug auf Universitätskliniken arbeiten nicht mehr als 1 bis 2,11 % der Pflegekräfte mit einem primärqualifizierenden Bachelor- oder Masterabschluss in der patientennahen, pflegerischen Versorgung (Tannen et al., 2016; Meyer-Kühling, 2019; Bergjan et al., 2021). Möchte man nunmehr diese Zahlen weiter ausdifferenzieren, so liegt der Anteil der Pflegefachpersonen mit einem Abschluss einer pflegewissenschaftlichen Qualifizierung im Bereich der ambulanten Pflegedienste lediglich bei 0,34 % aller dortigen Beschäftigten, wobei von diesen etwa 45,25 % (=0,15 %) in der Pflegedienstleitung und 31,01 % (=0,11 %) in der Geschäftsführung und Verwaltung tätig sind. Nur 15,47 % (=0,053 %) arbeiten in der körperbezogenen Pflege am Patienten. Im Setting der Pflegeheime kann ein ähnliches Bild nachgezeichnet werden. Hier besitzen allein 0,45 % aller Pflegekräfte eine abgeschlossene pflegewissenschaftliche Ausbildung, wohingegen nur rund 17,51 % (=0,079 %) dieser der klientennahen Versorgung zuzuordnen sind (Deutscher Bundestag, 2019). Diese Zahlen bestätigen das bereits beschriebene Phänomen älterer Fachliteratur (siehe u. a. Kollak & Weisgerber, 1999; Kellnhauser, 2000), dass Einrichtungen der ambulanten Pflegedienste und stationären Alten- bzw. Langzeitpflege[46]

---

[44] So konstatierte auch bereits Bischoff (1994) die Notwendigkeit einer berufsfeldbreiten Lehrerausbildung: „Um es gleich vorneweg zu sagen: Eine berufsständische Lehrerausbildung (d. h. bezogen auf einen Einzelberuf), wie sie von der Pflege favorisiert wird, ist anachronistisch und nirgendwo in der beruflichen Bildung zu finden" (Bischoff, 1994, S. 252).

[45] „Seit 2004 haben sich vor dem Hintergrund der damaligen Öffnungsklausel im Krankenpflegegesetz in 15 Bundesländern (Modell-)Studiengänge mit ca. 600 Studienplätzen in zumeist dualen Strukturen mit Pflegeschulen entwickelt" (DGP & DPR, 2021, S. 1). „Derzeit gibt es in Deutschland an Universitäten, Fachhochschulen und Berufsakademien etwa 150 Pflegestudiengänge, die in Vollzeit, berufsbegleitend oder dual besucht werden können" (Meyer-Kühling, 2019, S. 17).

[46] „Während sich der Grade-Mix im Krankenhaussektor [nur zögernd] nach oben Richtung Master bewegt, orientiert er sich im Langzeitpflegebereich nach unten" (Bensch, 2018, S. 21).

als Einsatzgebiet für akademisch ausgebildete Pflegefachpersonen im Gegensatz zu klinisch-stationären Versorgungseinrichtungen eine sehr viel geringere
Rolle spielen. Dies ist mit Hinblick auf gesellschafts- und gesundheitspoliti-
sche Veränderungen eher erstaunlich, da in eben diesen Einsatzgebieten ein
höherer Grundbedarf zu vermuten wäre (Gerlach, 2013). Gemessen an internationalen Maßstäben liegt somit Deutschland weiterhin weit zurück (Lehmann
et al., 2019). Ungeachtet der gesetzlichen Grundlage der PflAPrV (2018) zur
Durchführung der hochschulischen Pflegeausbildung (PflAPrV, 2018), bleibt eine
gewisse Vereinheitlichung der Studiengänge und die gesetzliche Intention einer
umfassenden Akademisierung der Pflege- und Gesundheitsberufe bis heute noch
aus. „Eine „Vollakademisierung", im Sinne einer vollständigen Verlagerung der
berufsqualifizierenden Erstausbildung in den tertiären Bildungssektor, ist mit
diesem Gesetz nicht verbunden" (Dieterich et al., 2019, S. 210). Auch der
Verbleib der Absolventen ist aufgrund der Undurchsichtigkeit des zukünftigen
Arbeitsfelds oft noch unklar[47] (Broens et al., 2017). Dies spiegelt sich auch
gegenwärtig in den Stellenangeboten für akademisch ausgebildete Pflegekräfte
wider. „So wird nur hin und wieder ein abgeschlossenes Pflegestudium als
Voraussetzung genannt" (DEKRA Akademie, 2021, S. 18) (lediglich 17 von
372 Stellenangeboten für Pflegeberufe im Rahmen der Stichprobe des DEKRA
Arbeitsmarkt-Reports 2021 – DEKRA Akademie, 2021). So konstatiert auch die
VAMOS-Querschnittsstudie von Dieterich et al. (2019) den Bedarf von mehr
qualifikationsadäquaten Stellenprofilen für hochschulqualifizierte Pflegefachpersonen, um das bestehende Potential der Akademisierung der Pflege bestmöglich
ausschöpfen zu können. Jedoch „lässt sich schließen, dass in den Versorgungseinrichtungen bislang kaum Konzepte und Stellenprofile zur systematischen

---

[47] „Auch zeigt sich aus unterschiedlichen Untersuchungen, dass Pflegeakademiker*innen
überwiegend nicht in der Pflegepraxis und Versorgung ankommen, sondern pflegepraxis-
und versorgungsfernen Tätigkeiten nachgehen. Die erfolgreiche Integration von Pflegeakademiker*innen in die direkte Pflegepraxis und Versorgung wird jedoch als wesentlich
für die Bewältigung künftiger Anforderungen im Gesundheitswesen bewertet" (Tschupke,
2019, S. XI). Obgleich die nicht-repräsentative VAMOS-Querschnittsstudie (mittels Online-
Befragung) von Dieterich et al. (2019) für fünf ausbildungsintegrierende Bachelormodell-
studiengänge (von WS13/14 bis SS17) in NRW einen durchschnittlichen klientennahen Verbleib von 78 % der Befragten ergeben hat, so kann *noch nicht auf ein Langzeitverbleib'
(beispielsweise nach einer späteren Masterqualifizierung) dieser zurückgeschlossen werden.*
Vielmehr ist innerhalb von vier Jahren eine sukzessiv sinkende Tendenz von klientennahen
hin zu klientenfernen pflegerischen Tätigkeiten zu konstatieren: „Liegt der Anteil bei den
zwei jüngsten Abschlussjahrgängen knapp über 90 % so sinkt er bei den Absolvent*innen,
die ihren Bachelor im Wintersemester 2014/2015 bzw. im Sommersemester 2015 erworben
haben, auf 76,6 % und in der ersten Abschlusskohorte auf 67,1 %" (Dieterich et al., 2019,
S. 52).

Integration der Absolvent*innen in den Qualifikationsmix existieren" (Dieterich et al., 2019, S. 211). Des Weiteren zeichnete sich im Laufe des Jahres 2020/21 im Bereich der primärqualifizierenden Studiengänge der Pflege sogar ein deutlicher Rückgang der besetzten bzw. angebotenen Plätze ab (DGP & DPR, 2021; Bundes-Dekanekonferenz – Pflegewissenschaft et al., 2021). „So waren an vielen Hochschulen mit primärqualifizierenden Pflegestudiengängen weniger als 50 % der vorhandenen Studienplätze belegt" (DGP & DPR, 2021, S. 1). Insgesamt lag die Auslastung der Pflegestudiengänge 2021 bei 52,6 %. Zeitgleich brachen rund 19,9 % der Studierenden bereits innerhalb der ersten Semester ihr primärqualifizierendes Studium wieder ab, wodurch die Auslastungsquote dadurch sogar auf 42,1 % gesunken ist (Bundes-Dekanekonferenz – Pflegewissenschaft et al., 2021). So konnten beispielsweise in Deggendorf in Bayern im Wintersemester von möglichen 80 primärqualifizierenden Studienplätzen lediglich fünf und in Regensburg von 40 angebotenen Plätzen nur 16 bisher belegt werden. An vielen Hochschulen bleibt somit die Studierendenzahl hinter den erhofften Erwartungen zurück (Bräuer, 2021). Zudem kann sogar eine Verringerung ihrer Anzahl in einigen Bundesländern beobachtet werden (DGP & DPR, 2021). „In Bezug auf die Akademisierung der klinisch Pflegenden lässt die derzeitige Situation nicht den erhofften Aufschwung, sondern vielmehr eine Abwärtsbewegung erkennen. Damit wächst die Gefahr einer weiteren Deprofessionalisierung in der Pflege" (DGP & DPR, 2021, S. 3). Hintergründe für diese Entwicklung liegen laut der DGP und dem DPR (2021) in der unzureichenden Reglung des Pflegeberufegesetzes. Hierbei fehlt der Anreiz für viele Studierende und Hochschulen, in eine primärqualifizierenden Hochschulausbildung zu investieren. Als wesentliche Gründe hierfür kann ein fehlendes monetäres Vergütungssystem für die Praxiseinsätze[48], eine verhaltene Kooperationsbereitschaft durch Praxispartner aufgrund einer fehlenden Refinanzierung der Praxisanleitung und eine unzureichende, infrastrukturelle, materielle und personelle Ausstattung der Hochschulen angeführt werden (DPR & DGP, 2021; Lukuc & Dieckerhoff, 2021; Bundes-Dekanekonferenz – Pflegewissenschaft et al., 2021). Angesichts dessen kommt die Bundes-Dekanekonferenz – Pflegewissenschaft et al. (2021) zu folgendem ernüchterndem Schluss: „Bis heute findet allerdings nur eine rudimentäre Unterstützung der akademischen Primärqualifizierung Pflege an den Hochschulen in Deutschland statt" (Bundes-Dekanekonferenz – Pflegewissenschaft et al., 2021, S. 1), wodurch die „Hochschulische Entwicklung der Pflegefachberufe vom

---

[48] „Die geringe Nachfrage und vor allem die hohe Abbruchquote lassen sich auf die erhebliche Belastung der Studierenden innerhalb des Studiums zurückführen. [...] Im Gegensatz zur beruflichen Ausbildung erhalten Studierende keine Vergütung ihrer Aufwendungen" (Bundes-Dekanekonferenz – Pflegewissenschaft et al., 2021, S. 1).

Scheitern bedroht" (Bundes-Dekanekonferenz – Pflegewissenschaft et al., 2021, S. 1) zu sein scheint.

Auch kann die sukzessive Etablierung von CHNs im Rahmen von Studiengängen und Modellvorhaben (Szepan, 2021; Händler-Schuster et al., 2021) für eine zukunftsfähige, niederschwellige und innovative primäre Gesundheitsversorgung (Agnes-Karll-Gesellschaft für Gesundheitsbildung und Pflegeforschung, 2018) zweifelsohne als erster Erfolg einer patientennahen Versorgung gewertet werden. *„Allerdings sind eine echte Erweiterung der Handlungsautonomie, die verstärkte Übernahme von Verantwortung und das selbstständige Ausfüllen von Handlungsfeldern nach dem Beispiel von Advanced Nursing Practice aus dem Ausland kaum erkennbar"* (Agnes-Karll-Gesellschaft für Gesundheitsbildung und Pflegeforschung, 2018, S. 37, eig. Herv.). Überdies stellen Burgi & Igl (2021) die Notwendigkeit zur Etablierung von Community Health Nursing in Deutschland in ihrer rechtswissenschaftlichen Ausführung nicht in Frage, sehen jedoch weiterhin im Bereich der medizinischen Primärversorgung nur begrenzte Handlungsmöglichkeiten[49] (Burgi & Igl, 2021):

> Innerhalb des gegenwärtigen Rechtsrahmens können, wie bereits ausgeführt, immer nur einzelne Elemente des CHN-Konzepts verwirklicht werden. Eine „Etablierung" von CHN mit dem Schwerpunkt auf der medizinischen Primärversorgung und nicht auf der Pflege erfordert eine neue gesundheitspolitische Weichenstellung. Es reicht nicht aus, lediglich Modellvorhaben vorzusehen, vielmehr geht es um eine zusätzliche Form der Regelversorgung. (Burgi & Igl, 2021, S. 19)

Demzufolge müssen „Organisations- und Versorgungsstrukturen […] verändert werden, es erfordert politischen Willen und eine adäquate Aufgabenverteilung unter den Berufsgruppen" (Agnes-Karll-Gesellschaft für Gesundheitsbildung und Pflegeforschung, 2018, S. 59). Auf diese Weise bedarf es perspektivisch einer konkreten „Leistungserbringung im Direktzugang (ohne ärztliche Verordnung)"[50]

---

[49] Ferner kann allerdings auch in Deutschland eine tendenzielle Gegenströmung seitens der ärztlichen Profession, die sich durch eine sukzessive Etablierung von sog. Physician Assistants (PA) (siehe: Bundesärztekammer & Kassenärztliche Bundesvereinigung, 2017) widerspiegelt, als professionssoziologische ‚Sackgasse' wahrgenommen werden (Cassier-Woidasky, 2011; Kälble, 2017). „Deutschlandweit kann an 18 Hochschulen und Berufsakademien ein PA-Studium absolviert werden. Im Jahr 2020 war eine annähernde Verdreifachung der Immatrikulationen zu verzeichnen" (Zeuner, 2021, S. 190).

[50] „Ausgangspunkt von Rechtsänderungen auf Bundesebene im Sozialleistungsrecht ist die Erkenntnis, dass CHN-Personen dort nicht als Leistungserbringer in der „Krankenbehandlung" konstituiert sind. Selbst dort, wo Ärzte nicht selbst als Leistungserbringer vorgesehen sind, ein Tätigwerden von APN / NP also möglich ist, bedarf dieses oftmals einer vorherigen Verordnung oder Anordnung durch Ärzte" (Burgi & Igl, 2021, S. 20).

(Busch & Woock, 2021, S. 36) im Sinne eines 'direct access', wie sie auch im Ausland für die akademische Pflege vorzufinden ist.[51] Dabei geht es in erster Linie nicht um eine Entlastung der Mediziner, sondern um eine Weitung der Handlungsfelder zukünftiger, akademischer Pflegefachpersonen im Sinne einer interprofessionellen, patientennahen und internationalkompatiblen Versorgungsgestaltung (Busch & Woock, 2021). Ungeachtet der noch offenen und ungeklärten Aufgabenschwerpunkte im Rahmen der zukünftigen primären Versorgungspraxis von CHNs (Burgi & Igl, 2021) spielen hingegen APNs bereits heute schon in Deutschland in vereinzelten Praxissettings der direkten Patientenversorgung eine besondere, pflegewissenschaftliche Rolle[52]. Allerdings sind sie nicht immer in der Basisversorgung und folglich auch nicht immer flächendeckend in den stations- und schichtgebunden Strukturen vorzufinden (Maier, 2018). Dies steht jedoch der Auffassung Oevermanns (1996) entgegen, der in *jedem* konkreten Fall eines therapeutischen Arbeitsbündnisses die Notwendigkeit einer wissenschaftlichen Interventionspraxis vorsieht (Borgetto, 2017; Oevermann, 1996, 2005): „Sie tritt immer dann in Aktion, wenn die autonome Lebenspraxis in der ihr abgeforderten selbständigen Krisenbewältigung durch Krankheit beeinträchtigt ist. Das gilt gewissermaßen *zu allen Zeiten*" (Oevermann, 2005, S. 26, eig. Herv.). Die Pflegepraxis „hingegen [...] [ist] nur dann professionalisiert und als Stellvertretung legitimiert, wenn sie wissenschaftliches Wissen [...] [in jedem] konkreten Fall heranzieht und soweit möglich anwendet" (Borgetto, 2017, S. 162). Überspitzt kann also formuliert werden: Die Dialektik von Entscheidungszwang und wissenschaftlicher Begründungsverpflichtung, die konstitutive Merkmale des therapeutischen Arbeitsbündnisses darstellen (Borgetto, 2017; Oevermann, 1996), sind nach einem (temporären) Einsatz durch APNs nicht bis zum kommenden Antreffen einer nächsten APN 'beurlaubt', sondern auch in allen weiteren pflegerischen Handlungskontexten stellvertretender Krisenbewältigung für Pflegekräfte gegeben, demnach im pflegerischen Versorgungskontext ubiquitär verankert.

Weiterhin erfolgt jedoch die tägliche, flächendeckende und primäre pflegerische Versorgung am Patienten und Heimbewohner durch Pflegekräfte mit einer

---

[51] Dies äußert sich laut Maier et al. (2016) „u. a. darin, dass Pflegeexperten/innen APN in Australien, Finnland, Großbritannien, Irland, Kanada, Niederlande, Neuseeland und den USA über die Kompetenzen verfügen und das Recht zuerkannt bekommen haben Diagnosen zu stellen, Sachmittel und Medikamente zu verordnen, diagnostische Tests anzuordnen, Untersuchungen durchzuführen, Therapien zu verordnen, Ein- bzw. Überweisungen ins Krankenhaus, an die Hausarztpraxis oder an weitere Gesundheitsberufe durchzuführen" (DBfK, 2019, S. 13).

[52] Zu nennen sind z. B. das ANP-Implementierungsprogramm am Universitätsklinikum Hamburg-Eppendorf oder Florence-Nightingale-Krankenhaus in Kaiserswerth.

dreijährigen oder auf assistenz- bzw. helferbasierten landesrechtlichen Pflegeausbildung gemäß DQR/EQR Niveau 4 (siehe Zuordnung: B-L-KS DQR, 2020).
Eine Umsetzung wissenschaftlicher Kompetenzen gelingt dadurch nur unzureichend. So sind im Rahmen der querschnittlichen multizentrischen Befragung
durch Köpke et al. (2013) Pflegekräfte in Krankenhäusern oft nicht über aktuelle
wissenschaftliche Publikationsergebnisse informiert. „Primärliteratur wird kaum
genutzt. Lediglich eine Minderheit ist bereit, eigene Mittel für Tagungen aufzu-
wenden oder in naher Zukunft ein pflegewissenschaftliches Studium zu beginnen"
(Köpke et al., 2013, S. 163). So kommen Mertens et al. (2018) zum gleichen
Schluss, dass nur die wenigsten Krankenhauspflegekräfte ein Pflegestudium künf-
tig planen (5,4 %), der Zugang zu wissenschaftlichen Literatur jedoch durchaus
flächendeckend in den Krankenhäusern angeboten wird (Mertens et al., 2018),
„während das aktive Lesen eher ausbleibt" (Mertens et al., 2018, S. 22). Nach wie
vor fehlt es an dieser Stelle an Grundvoraussetzungen, beispielsweise der *Anwendung* aktueller wissenschaftlicher Fachinformationen, um relevante Forschung zu
identifizieren und in die berufliche Handlungspraxis regelhaft zu implementieren
(Köpke et al., 2013)[53].

Vor dem Hintergrund der stetig wachsenden berufsfachlichen Entwicklungen gewinnen Kernkompetenzen des wissenschaftlichen Studiums (kritisches und
wissenschaftliches Überprüfen und Hinterfragen, wissenschaftliches Recherchieren u. a.m.) für Berufstätige in Einrichtungen des Gesundheitswesens allerdings
immer mehr an Relevanz (Broens et al., 2017; Strittmatter & Sauer, 2015). Auch
Lehmann et al. (2016) weisen in ihrer ländervergleichenden Qualifikationsanalyse
diesbezüglich darauf hin, dass eine Weiterentwicklung der derzeitigen Kompe-
tenzprofile und Qualifikationswege der Gesundheitsfachberufe resp. Pflegeberufe
in Deutschland angezeigt ist. So explizieren ihre Ergebnisse, dass die akademische Qualifizierung, wie sie für den Großteil der untersuchten Berufszweige

---

[53] Konträr hierzu kommen allerdings Mertens et al. (2018) in ihrer Querschnittsstudie zum
Schluss, dass sich der Großteil der Pflegekräfte (gem. DQR 4) im Krankenhaus auf einem
mittleren bis guten Level *einschätzt,* forschungsbezogene *Fähigkeiten und Fertigkeiten
(Kompetenzen)* zu besitzen, wissenschaftliche Publikationen eigenständig in wissenschaftlichen Datenbanken zu recherchieren, zu verstehen, statistische Kenngrößen zu interpretieren,
wissenschaftliche Publikationen kritisch zu analysieren und ihre wissenschaftliche Qualität sachgerecht zu beurteilen. Jedoch, so räumen Mertens et al. (2018) ein, sind derartige
Einschätzungen von einem subjektiven Empfinden geprägt und *dementsprechend potenziell
verzerrt,* da sie von Person zu Person stark variieren und unterschiedlich *eingeschätzt* werden können (Mertens et al., 2018). *„Eine weitere Limitation ist dementsprechend, dass kein
umfassend psychometrisch getestetes Instrument für die Untersuchung zur Verfügung stand"*
(Mertens, 2018, S. 27, eig. Herv.), *um eine Performanz wissenschaftlichen ‚Könnens' im
Handeln (gem. Leisen, 2011) sichtbar resp. valide messbar zu machen.*

in den Vergleichsländern die Regel ist, in einigen Kriterien Vorteile gegenüber der bisherigen Berufsausbildung im sekundären Bildungssektor aufweist
(Lehmann et al., 2016). „Das betrifft vor allem die Kompetenz zur Erschlie-
ßung und Übertragung wissenschaftlicher Erkenntnisse in die Praxis und zur
Umsetzung reflektierter Entscheidungsfindungsprozesse" (Lehmann et al., 2016,
S. 407), die auch Oevermann (1996) in seiner revidierten Theorie professionalisierten Handelns und Borgetto (2017) im Rahmen des TraPs als immanente
und handlungsinhärente Voraussetzungen für professionelles Handeln darlegen
(Oevermann, 1996, 2005; Borgetto, 2017). „Der für eine therapeutische Praxis […] professionalisierte Experte muß […] in den wissenschaftlichen Diskurs
einsozialisiert" (Oevermann, 1996, S. 125) worden sein. „Die am ‚Lernort Hochschule' stattfindende Einübung in den wissenschaftlichen Diskurs und die damit
bezweckte Vermittlung von Fach- und Methodenwissenschaft schafft die Voraussetzungen für professionalisiertes Handeln" (Garz & Raven, 2015, S. 132). Da
jedoch wissenschaftliche Erkenntnisbasen aufgrund der fluiden Dynamik der Wis-
sensentwicklung und somit durch die Kompetenz des Überprüfens ihrer Gültigkeit
in eine sog. Geltungskrise geraten kann, bedarf es in einer professionalisierten
Handlungspraxis stets wissenschaftlicher Expertise, Wissensbestände *permanent*
überprüfen und bei Bedarf adaptieren zu können oder gar selbst neues Wissen im therapeutischen Arbeitsbündnis zu generieren (Garz & Raven, 2015).
Trotz der zukünftig steigenden und verändernden Anforderungen an die Qua-
lifikationsprofile der in den Pflegeheimen arbeitenden Personen, wird derzeit auf
Grundlage des Abschlussberichts unter Leitung Rothgangs (2020) konträr hierzu
darüber diskutiert, *mehr* Helfer- und Assistenzpersonal in der stationären Langzeitpflege tätig werden zu lassen (Hasseler & Hartleb, 2021; Sell, 2020). „Damit
spielt Deutschland im innereuropäischen Vergleich eine Sonderrolle; als eines der
wenigen Länder kommt die Gesundheitspolitik hierzulande der Berufsrichtlinie
2005/36/EG" (Broens et al., 2017, S. 69) nur begrenzt nach, die u. a. eine voraus-
gehende zwölfjährige Schulausbildung (Broens et al., 2017; Lehmann et al., 2019)
„oder eine bestätigte Vorbildung, die zum Besuch einer Universität oder anderen
Hochschuleinrichtungen mit gleichwertigen Niveau berechtigt" (Lehmann et al.,
2019, S. 16), vorsieht. Abweichend hierzu genügt in Deutschland eine erfolgreich abgeschlossene mindestens zehnjährige allgemeine Schulausbildung oder
eine von der Behörde bestätigte gleichwertige Vorbildung als Zugangsvoraus-
setzung zur Aufnahme der beruflichen Ausbildung (Lehmann et al., 2019). In

Anbetracht der steigenden Studienberechtigungsquote in Deutschland[54] (Stand 2019: 50,6 % im Vgl. 2000: 37,2 %) (Rudnicka, 2021; BMBF, 2020) und der seit Jahren sinkenden Ausbildungskapazität in der Krankenpflege wird sich in Zukunft allerdings die Frage stellen müssen, ob eine hauptsächlich berufsfachschulische Pflegeausbildung den erforderlichen Bedarf und die dringend benötigte Bewerberzahl weiterhin gewährleisten wird. Bereits heute wirkt der Markt ‚wie leer gefegt' (Isfort & Weidner, 2010). Als Grund hierfür lässt sich neben den schwierigen Arbeitsbedingungen auch der Attraktivitätsverlust des Berufsfelds anführen[55] (Weidner & Kratz, 2012). Dies zeigt auch die Studie von Eggert et al. (2019) des ZQPs, worin es nur noch die wenigsten Schulabgänger (lediglich 6 % von 1.532 befragten Schülern) für sehr wahrscheinlich halten, einen Beruf in der Pflege zu ergreifen (Eggert et al., 2019). Mit Blick auf die demografische Veränderung stellt sich daher auch die Frage, wie der berufliche Eintritt in einen Pflegefachberuf für junge Menschen auch zukünftig attraktiv gehalten werden kann (Reinhart, 2015). Schon heute planen die meisten Schulabsolventen ein Studium, wobei die Zahl derer, die eine berufliche Ausbildung planen, eine sukzessiv sinkende Tendenz aufweist (Hurrelmann, 2019): „Inzwischen entscheidet sich eine Mehrheit der jungen Leute nicht mehr für die duale berufliche Ausbildung, sondern für ein Studium an einer Hochschule" (Hurrelmann, 2019, S. 7). So kommt die repräsentative Umfrage des Institut für Demoskopie Allensbach (IfD) im Rahmen der McDonald's Ausbildungsstudie (2019) zu folgendem ernüchterndem Ergebnis:

> Gleichzeitig hat sich sukzessive der Anteil der Schüler verringert, die eine betriebliche Ausbildung planen. Waren dies 2013 noch 32 Prozent und 2017 dann 29 Prozent, so sind es aktuell nur noch 26 Prozent. (…) Insgesamt 41 Prozent der Schüler planen ein Studium an einer Universität oder Fachhochschule, weitere 10 Prozent möchten ein duales Studium beginnen. Für eine betriebliche Ausbildung haben sich 26

---

[54] „Die Angehörigen der jungen Generation haben auf diese Entwicklungen intuitiv bereits mit dem erwähnten Schwenk zu immer höheren Schulabschlüssen reagiert. Im internationalen Vergleich ist der Anteil von 50 Prozent Hochschulberechtigten, den wir in Deutschland erreicht haben, gleichwohl immer noch sehr niedrig" (Hurrelmann, 2013, S. 10).

[55] So kommt die Studie des IPPs von Bomball et al. (2010), die sich mit der Einstellung von Schülerinnen und Schülern zur möglichen Ergreifung eines Pflegeberufes in Norddeutschland beschäftigt hat, zu folgendem ernüchternden Schluss: „Pflegeberufe haben momentan sowohl für Schüler/innen als auch für deren Eltern ein eher negatives Image. Die Motivation zur Wahl eines Pflegeberufes ist derzeit äußerst gering ausgeprägt. […] Pflegeberufe werden von den Schüler/innen und Eltern weder zu den „In"–Berufen gezählt, noch gehören sie zu den potenziell in Frage kommenden Berufsgruppen. Stattdessen werden Pflegeberufe allgemein, vor allem aber die Altenpflege, von den Schüler/innen explizit zu den „Out"–Berufen gezählt" (Bomball et al., 2010, S. 4 f.).

Prozent der Schüler bereits jetzt fest entschieden. Von den Schülern, die ein Gymnasium besuchen, wollen 70 Prozent studieren – 57 Prozent an einer Universität oder Fachhochschule, 13 Prozent an einer dualen Hochschule. Lediglich 13 Prozent der Gymnasiasten planen, eine betriebliche Ausbildung zu machen[56]. (McDonald's Ausbildungsstudie, 2019, S. 72f.)

Angesichts dieser Entwicklung kommt auch die Bundes-Dekanekonferenz-Pflegewissenschaft et al. (2021) zu folgenden mahnenden Worten: „Angesichts der Situation in den Pflegeberufen können wir es uns nicht leisten, *der zunehmenden Zahl von Abiturient*innen* [in Zukunft] kein Angebot zu machen" (Bundes-Dekanekonferenz – Pflegewissenschaft et al., 2021, S. 1, eig. Herv.).

Als zusätzlicher ‚Paukenschlag', der die pflegewissenschaftliche Weiterentwicklung konterkariert, kann die Schließung *der einzigen pflegewissenschaftlichen Fakultät in Deutschland* an der philosophisch-theologischen Hochschule Vallendar (PTHV) (Lukuc & Dieckerhoff, 2021) angeführt werden. „Damit wird sich der Mangel an Pflegefachpersonen mit Bachelor, Master oder Promotion in allen Bereichen der Pflege weiter verstärken – ein Rückschritt für die pflegerische Weitereinwicklung und Akademisierung" (Lukuc & Dieckerhoff, 2021, S. 55).

Es kann also festgehalten werden, dass die seit gut drei Jahrzehnten während Akademisierung der Pflege in Deutschland (Sander, 2017) gegenwärtig nur begrenzt „Institutionen, die die Entstehung, Weiterentwicklung und Anwendung wissenschaftlichen und interventionspraktischen Wissens sicherstellen" (Borgetto, 2017, S. 176), aufweisen kann (DGP & DPR, 2021). Dabei befindet sich die Forschungsinfrastruktur der Pflegewissenschaft erst in ihrem Aufbau, wodurch zahlreiche berufsfeldrelevante Themen bis zum gegenwärtigen Zeitpunkt noch gar nicht bearbeitet werden konnten (Reinhart, 2015). „Da der Wissenschaftsbezug in der Professionssoziologie und im transtheoretischen Professionalisierungsmodell übereinstimmend als konstitutiv angesehen wird" (Borgetto, 2017, S. 188), hingegen die patientennahe pflegerische Versorgung jedoch auf kaum Wissenschaftsbezug im therapeutischen Arbeitsbündnis zurückblickt (Dörge, 2009, 2017), kann der Pflege momentan keine professionelle Handlungs- und Berufswirklichkeit im Sinne des TraPs (Borgetto, 2017) attestiert werden. Es wird wohl abzuwarten sein, ob es gelingen wird, analog zu den Forderungen des Wissenschaftsrats aus dem Jahr 2012 in den nächsten zehn Jahren eine akademisch qualifizierte Pflege ‚am Bett' von zehn bis 20 Prozent zu etablieren (Sander, 2017;

---

[56] Auch hier liefert die ZQP-Schülerbefragung von Eggert et al. (2019) weiterführende Erkenntnisse: Nur die wenigsten Befragten, die das (Fach-)Abitur anstreben, gaben eine sehr wahrscheinliche Präferenz an, nach dem Schulabschluss in der Altenpflege (2,0 %), in der allg. Krankenpflege (2,9 %) oder in der Kinderkrankenpflege (2,8 %) zu arbeiten (Eggert et al., 2019, S. 13).

WS, 2012), die nicht „„am Markt vorbei' geht – sie also ein Qualifikationsprofil bedient, für das formal, in Form von Beschäftigungsverhältnissen, kaum eine entsprechende Nachfrage besteht" (Sander, 2017, S. 11). Letztlich darf allerdings nicht davon ausgegangen werden, dass eine alleinige, vollständige Akademisierung der Primärqualifizierung ohne gleichzeitige Überwindung der ökonomischen Kolonialisierung und des Rationalisierungsdrucks im Gesundheitssystem eine professionalisierte Pflegepraxis realisiert werden kann (Cassier-Woidasky, 2011; Lehmann & Behrens, 2016). Darauf deuten auch die internationalen, pflegewissenschaftlichen Studien hin, die häufig als Erklärung für die Korrelation zwischen Qualifikationsniveau und Mortalitätsraten resp. Versorgungsqualitäten in der direkten Patientenversorgung (siehe hierfür z. B. Needleman, 2002; Aiken et al., 2002, 2014, 2017; Griffiths et al., 2018, 2019) herangezogen werden. Dabei spielt in diesen Studien, neben dem Einsatz von akademisch ausgebildeten Pflegefachpersonal (sog. RNs), ebenso auch die Höhe der Personalbesetzung (patient-to-nurse ratios) als inhärenter Kontextfaktor häufig eine tragende und kohärente Rolle (Broome, 2004; Tourangeau et al., 2006; Aiken et al., 2014; Cho et al., 2015; ICN, 2016; Griffiths et al., 2016; McHugh et al., 2021). Demnach kann nicht von einem monokausalen linearen Zusammenhang zwischen akademisch qualifizierten Pflegefachkräften und professionalisierter Handlungspraxis ausgegangen werden (Hasseler, 2019). „A growing body of literature supports the premise that the quantity and quality of nursing care is an important factor in providing patient safety, particularly with respect to reduction in adverse events and possibly mortality" (Mitchell & Lang, 2004, S. 1). Unterdies kommt auch Hasseler (2019) in ihrer Analyse zum Einfluss von Personalzusammensetzung, Arbeitsbedingungen und Umweltfaktoren auf die Qualität der Pflegeausübung zum folgenden Resümee:

> Der Literatur ist zu entnehmen, dass eine Beziehung besteht zwischen Anzahl und Qualifikation des Pflegepersonals sowie Outcomes bei den Bewohnern. Es gibt demnach eine Abhängigkeit zwischen Anzahl der Stunden, die qualifiziertes Personal mit Bewohnern verbringt und festgestellten Defiziten in der Pflege. Das heißt, je mehr Stunden qualifiziertes Personal mit Bewohnern verbringt, desto weniger Defizite in der Pflege werden festgestellt. [...] Pflegeeinrichtungen mit einem niedrigen Personalschlüssel scheinen eher eine defizitäre Pflege zu erbringen. (Hasseler, 2019, S. 59)

„So ist die Pflegeakademisierung eine zwar notwendige, aber nicht hinreichende Bedingung für professionelle Pflege und patientenorientierte Versorgungsgestaltung" (Cassier-Woidasky, 2011, S. 180) und bedarf daher auch einer Verbesserung des hermeneutischen Fallverstehens in der praktischen Versorgung alter oder/und

kranker Menschen durch die Überwindung andauernder Versorgungsdefizite
(Bollinger & Gerlach, 2015).

4.4   Zwischenresümee

Die Betrachtung der klassischen professionssoziologischen Ansätze konnte im
Rahmen einer ersten theoretischen Annäherung aufzeigen, dass die Berufsangehörigen der Pflegeberufe noch weit von ihrem artikulierten Ziel der ‚Professionswer-
dung' (Krampe, 2013) entfernt sind (Dörge, 2017; Cassier-Woidasky, 2011). „Das
Ziel, Pflege mittels Akademisierung als Profession mit den klassischen Kriterien
wissenschaftlich fundierte Ausbildung, Autonomie und Gemeinwohlorientierung
zu etablieren, kann aus professionstheoretischer Sicht keineswegs als erreicht
bezeichnet werden" (Cassier-Woidasky, 2011, S. 164). Immer noch tragen institutionelle und personelle Kontexte dazu bei, professionelles Pflegehandeln gemäß
Oevermann (1996) und des TraPs nach Borgetto (2017) auszubremsen und/oder
zu konterkarieren. Die Dynamik dieser Deprofessionalisierung lässt sich jedoch
nicht nur auf einzelne Variablen reduzieren, sondern ist, wie bereits dargestellt,
facettenreich. Keinesfalls kann durch verkürzte Liegezeiten, höhere Fallzahlen
oder durch gravierende Personalengpässe das hermeneutische Fallverstehen in
einem gewünschten Maße ermöglicht werden (Wolf & Vogd, 2018). „Vor dem
Hintergrund der Oevermann'schen Professionssoziologie hat sich die Pflege im
Zeitraum der letzten 30 Jahre weiter deprofessionalisiert" (Wolf & Vogd, 2018,
S. 166). Zwischen einer geforderten ökonomischen Betriebsorientierung und
dem pflegefachlichen Anspruch (Bischoff, 1997; Kersting, 2016, 2019) eines
ethischen und patientenorientierten Arbeitsbündnisses (Borgetto, 2017; Kersting,
2019, 2020a; Wittneben, 2003) ergibt sich so eine grundsätzliche Widersprüchlichkeit, unter der die Pflegekräfte seit Langem leiden (Bischoff, 1997; Kersting,
2019), und der sie bis heute nicht imstande sind, autark zu begegnen. Im Kontext der Berufsautonomie, in der die Pflegekräfte in die Lage versetzt werden,
ihre beruflichen Belange (z. B. fachliche Richtlinien, ethische Leitlinien u. a.m.)
eigenständig festzuhalten und zu regeln (Büker, 2018; Lademann, 2018; Kuhn,
2016), sind aufgrund der seit Jahrzehnten andauernden und historisch gewachsenen berufspolitischen ‚Ohnmachtserleben' (Hofmann, 2013; Linseisen, 2018)
nur zögerliche Fortschritte in der Pflege wahrnehmbar. Konträr hierzu können
gar Dekonstruktionsprozesse gegen eigene Pflegekammern (Sell, 2021; Hasseler,
2021) oder der limitierte Sonderweg in Bayern (Hanika, 2019) beobachtet werden, die jegliche Grundlage einer „Zusammenfassung aller Berufsangehörigen
in einer die beruflichen Interessen vertretenden Organisation" (Krampe, 2016,

S. 252) entziehen. In Hinblick darauf kommt die Pflegewissenschaftlerin Prof. Hasseler zur folgendem ernüchternden Fazit:

> Es wird lediglich die Situation der Pflegeberufe des letzten Jahrhunderts weitergeführt: eine Berufsgruppe *ohne berufsständische Vertretung und Möglichkeiten verantwortlicher Mitgestaltung* an der Entwicklung der eigenen Profession und der Gesundheits- und Pflegeversorgung. Sie ist weiter *abhängig* von anderen mächtigen Stakeholdern und Verantwortungsträgern. [...] Die Verantwortung für die *weitere Deprofessionalisierung der Pflegeberufe*, für weitere Verschlechterungen der Aus-, Fort- und Weiterbildung sowie der Gesundheits- und Pflegeversorgung sind genau an jene Institutionen zu adressieren, die irgendwie nun – wie gehabt – für Pflegeberufe verantwortlich sein sollen. Das werden die gesetzgebenden Gremien, das Fachministerium, Arbeitgeber- und Trägerverbände, Gewerkschaften sowie Kostenträger und weitere mehr sein. (Hasseler, 2021, o.S., eig. Herv.)

Schärfer formuliert: Es kommt sukzessive zur mitverantwortlichen ‚Überwindung‘ potentieller und empowernder Machtpotentiale im Kontext eines korporatistischen hochregulierten Gesundheitssystems, wodurch die Pflege im Sinne einer Deprofessionalisierung weiter zurückgeworfen wird. Nach wie vor verfügt sie über keine *ausreichenden*, selbstverwaltenden „Institutionen, die die tatsächliche Qualität professionellen Handelns überprüfen, kontrollieren und ggf. sanktionieren" (Borgetto, 2017, S. 176) könnten. „*Eine kollegiale, auf Verinnerlichung professionsethischer Ideale angewiesene Selbstkontrolle*" (Oevermann, 1996, S. 70, eig. Herv.) bleibt als professionsinhärentes Handlungsmerkmal (Oevermann, 1996; Borgetto, 2017; Dörge, 2017) indes größtenteils aus. Bestehende Berufsverbände sind auch heute noch aufgrund unterschiedlicher Interessen zersplittert und durch eine marginale Partizipationskultur der Berufsangehörigen berufspolitisch und gesellschaftlich wenig wirksam (Lademann, 2018; Schmidt, 2017; Bollinger & Grewe, 2002). Eine wirksame Durchsetzung von Interessen scheitert jedoch nicht nur darin, dass Pflegekräfte sich nicht nur nicht organisieren, sondern die alleinige Verantwortung beim Staat für eine Verbesserung der Arbeitsbedingungen sehen (Schroeder, 2018; Springer Medizin, 2018). „Gewerkschaften werden [von den Pflegekräften] dabei als Akteure der Veränderung kaum erkannt. Gerade weil ihnen die betriebliche Machtbasis fehle, könnten die Gewerkschaften dann tatsächlich wenig bewirken" (Springer Medizin, 2018, S. 64).

Ein ausschließlicher monokausaler Zusammenhang zwischen determinierenden ‚Strukturen‘ des Gesundheitssystems und einer deprofessionellen Berufswirklichkeit (Wolf & Vogd, 2018) kann hier folglich nicht ausfindig gemacht werden. Vielmehr muss ein multikausales Zusammenwirken als Erklärungsansatz herangezogen werden, wodurch *auch* Pflegekräfte als mündige und sozial handelnde Individuen im Gesundheitswesen das Prozessieren einer deprofessionellen Handlungswirklichkeit (unmerklich) mitverantworten. Demnach steht, neben einer ökonomischen Kolonialisierung der Berufswirklichkeit (Mohr et al., 2020) und einer zögernden Verwissenschaftlichung pflegerischen Handelns im patientennahen Setting (DGP & DPR, 2021; Gerlach, 2013; Schaeffer, 2004; Dörge, 2009, 2017), auch die marginale berufspolitische Partizipation der Pflegekräfte (Hirt et al., 2016; Schroeder, 2018) dem Prozess der Professionalisierung epochal entgegen. Des Weiteren kann resümiert werden, dass die Entwicklung der Pflege als relativ junge wissenschaftliche Disziplin in Deutschland erst an ihrem Anfang steht[57] (Bartholomeyczik, 2017; Hühmer-Wittig, 2021) und im Rahmen einer *Teil*verwissenschaftlichung pflegerischen Handelns im Sinne der 'Elitenförderung' (Gerlach, 2013; Schaeffer, 2004; Bollinger & Grewe, 2002) auch hier mit Blick aufs Ausland einen atypischen Sonderweg bestritten hat (Bollinger & Grewe, 2002; Lehmann et al., 2019). Bislang verfügt nur ein kleiner Bruchteil der beruflich Pflegenden über eine ausreichende akademische Primärqualifizierung (Simon, 2016c; Meyer-Kühling, 2019; Lademann, 2018, Deutscher Bundestag, 2019), um wissenschaftliches Wissen in eine evidenzbasierte stellvertretende Krisenbewältigung am Patienten zu überführen (Dörge, 2009, 2017). „Auch von einer breit angelegten akademischen Qualifizierung innerhalb der Pflegeberufe kann keine Rede sein" (Lademann, 2018, S. 109). Somit bleibt eine notwendige wissenschaftliche Reflexion des pflegerischen Handelns im Sinne des Begründungszwangs bzw. -verpflichtung nach Oevermann (1981b, 1996) weiterhin eine Rarität (Dörge, 2009, 2017; Lademann, 2018). Ebenso ist der Ausgang der seit gut zwei Jahrzehnten anhaltenden Akademisierungsbestrebung der Primärqualifizierung (Sander, 2017) noch ungewiss und droht gegenwärtig gar Gefahr, in einen Rückgang umzukehren (DGP & DPR, 2021; Lukuc & Dieckerhoff, 2021; Bundes-Dekanekonferenz – Pflegewissenschaft et al., 2021). Nach wie vor sind *staatliche, universitäre* „Institutionen, die die Entstehung, Weitereinwicklung und Anwendung wissenschaftlichen und interventionspraktischen Wissens" (Borgetto, 2017, S. 176) für die Pflege sicherstellen, gering[58] (Kälble, 2017; Lademann, 2018; Pflegestudium.de, 2016). Auch eine flächendeckende institutionelle Förderung etwa von öffentlicher Seite durch Innovation und Entwicklung

---

[57] Dabei kommt auch Prof. Weidner zum folgenden ernüchternden Schluss: „Wir sind ein pflegewissenschaftliches Entwicklungsland" (Vincentz Network, 2020, o.S.).

[58] „Studiert wird traditionell überwiegend an Fachhochschulen. Mit 58 Einrichtungen stellen sie die häufigste Hochschulart für ein Pflegestudium dar" (Pflegestudium.de, 2016, S. 3): 74 % Fachhochschulen, 18 % Universitäten und 8 % (Berufs-)Akademien (Pflegestudium.de, 2016).

der Pflege mittels Wissenschaft und Forschung ist laut dem Direktor des Deutschen Instituts für angewandte Pflegeforschung Prof. Weidner in Deutschland bislang unzureichend geblieben (Vincentz Network, 2020). Somit bleibt die Formierung eines entsprechenden wissenschaftlichen und interventionspraktischen Habitus (Borgetto, 2017; Oevermann, 1996) auch weiterhin begrenzt.

Insgesamt kann also festgehalten werden, dass die individuellen und institutionellen Voraussetzungen für eine professionelle Handlungswirklichkeit im therapeutischen Arbeitsbündnis (Borgetto, 2017) derzeit nicht ausreichend gegeben sind, wodurch die Pflegeberufe das ihr innewohnende professionelle Potential nicht nutzen können. Nach wie vor sind „die in Oevermanns Ansatz gesetzten Vorbehalte des Vorhandenseins von […], Autonomie und wissenschaftlicher Expertise […] bei großzügiger Auslegung Erwartungen, die nicht nur von der Minderheit der in der direkten Pflege tätigen Pflegeakademiker, sondern auch von der Mehrheit der nichtakademisch ausgebildeten Pflegekräften [lediglich] graduell erfüllt werden (können)" (Dörge, 2009, S. 10). Demnach kann gemäß des TraPs nach Borgetto (2017) der Pflege in erster Linie eine Professionalisierungsbedürftigkeit attestiert werden. Solange ökonomische Imperative die Performanz der Berufsangehörigen im Gesundheitssystem lenken, das Fallverstehen beschneiden (Wolf & Vogd, 2018; Grundke, 2009) und keine Überwindung wirtschaftlicher Rationalitäten absehbar sind, solange Pflegekräfte weiterhin einen berufspolitischen desorganisierten Zustand prozessieren lassen (Sell, 2021), kann und wird sich die Pflege im dem hier entfaltenden professionssoziologischen Sinne nicht professionalisieren können. Sie verbleibt in ihrer ‚Bedürftigkeit' im Kontext einer deprofessionellen Handlungswirklichkeit gefangen.

Daran schließt sich nunmehr das nächste Kapitel an, das das Spannungsverhältnis zwischen gewünschter patientenorientierter Pflege, die ein „zentrales Merkmal professionellen Handelns" (Cassier-Woidasky, 2011, S. 163) darstellt, und ökonomischen Zwängen thematisiert, die im Kontext des Phänomens der bürgerlichen Kälte für Pflegekräfte schier unauflösbar erscheinen (Kersting, 1999, 2015, 2016, 2019, 2020a, 2020b; Kersting & Meister-ernst, 2020; Stückler, 2014). Es wird im Nachfolgenden zu klären sein, ob das Phänomen des sog. Coolouts nach Kesting (1999, 2019, 2020a, 2020b) in der Pflege ebenso eine inhärente Grundlage einer unauflösbaren deprofessionellen Berufswirklichkeit darstellt oder nicht.

4.5 Coolout in der Pflege – moralische Desensibilisierung

In dem vorangegangenen Kapitel konnte aus professionssoziologischer Sicht nach Oevermann (1996) und Borgetto (2017) dargestellt werden, dass die patientennahe, berufliche Pflegepraxis in Deutschland (noch) von einer deprofessionellen Handlungs- bzw. Berufswirklichkeit geprägt ist (Wolf & Vogd, 2018). Bevor jedoch das übernächste Kapitel sich weiterführend damit befasst, ob das Phänomen des Coolouts in gleicher Weise eine inhärente Grundlage für das Prozessieren einer deprofessionellen Berufswirklichkeit darstellt, soll unterdessen vorab geklärt werden, was sich unter der Metapher der ‚Bürgerlichen Kälte‘ (Abschn. 4.5.1), die als Grundlage für die Theorie des Coolouts nach Kersting (1999, 2019, 2020a, 2020b) und als „zentrale sozialtheoretische und moralische Denkfigur der Kritischen Theorie" (Vogel & Dammer, 2015, S. 11) gilt, verbirgt. Anschließend kann dadurch dargelegt werden, inwiefern die von Kersting (1999, 2016, 2019, 2020a) bediente Kältemetapher mit einer moralischen Desensibilisierung in der beruflichen Pflegepraxis (Kersting, 2019) in Zusammenhang steht (Abschn. 4.5.2).

4.5.1 Metapher – Bürgerliche Kälte

Der Begriff der Bürgerliche Kälte geht primär auf die kritischen Theorien und Schriften von Horkheimer und Adorno zurück, die sich gleichsam durch ihre zahlreichen Werke ziehen. Dabei wird die Kälte als ein wesentliches moralphilosophisches Prinzip einer bürgerlich-kapitalistischen Gesellschaft verstanden, das an die dort lebenden Menschen im Vollzug des täglichen Lebens antagonistische Ansprüche und Anforderungen stellt (Kersting, 2019, 2020a; Stücker, 2014), die eine Anpassung an die Maxime einer wirtschaftlichen Interessen ausgerichteten Gesellschaft und zugleich sittliches und moralisches Verhalten einfordert (Kersting, 2019; Stückler, 2014).

> Das bürgerliche Subjekt ist einerseits, jedenfalls dem Anspruch nach, ein autonomes, mündiges und daher auch kritikfähiges, mit hohen moralischen Werten ausgestattetes Individuum, das gesellschaftliche Missstände in Frage zu stellen vermag. Andererseits ist es aber auch ein Funktionsträger innerhalb der bürgerlich-kapitalistischen Ordnung und hat sich dieser, im Interesse seiner Selbsterhaltung, anzupassen und unterzuordnen. (Stückler, 2014, S. 280)

Die Erkenntnis, dass das, was als normativ richtig und gut erachtet wird (wie z. B. moralische Werte für gerechten Wettbewerb, Chancengleichheit, Demokratie, Frieden uvm.), unter den vorherrschenden Alltagsbedingungen (herrschende gesellschaftliche Missverhältnisse wie z. B. soziale Ungleichheiten, Kriege, Armut, Hunger und Leid) nicht umgesetzt werden kann, zwingt die Menschen dazu, sich im ambivalenten Sinne realitätsgerecht zu verhalten und dennoch an den normativen und ethischen Geboten festzuhalten (Kersting, 2019, 2020a; Stückler, 2014). Demnach wird versucht, das Sollen (normativ) und das Sein (die tatsächlichen kritischen Bedingungen der Wirklichkeit) in eine mögliche, ,versöhnliche' Beziehung zu bringen (Bremer & Gruschka, 1987; Kersting, 2019, 2020a). Bremer u. Gruschka (1987) sehen jedoch diesen Versuch als problematisch (Bremer & Gruschka 1987) und in Übereinstimmung mit Horkheimer und Adorno als unhintergehbar (Kersting, 2019) an:

> Vielmehr ist die Beziehung zwischen Sein und Sollen selbst problematisch. Darauf deutet die Tatsache, daß die Normen Geltung auch dann beanspruchen, wenn das Defizit der Praxis offenliegt. Insofern ist die Haltung zum Widerspruch, er ließe sich mit bestem Willen mildern, ideologisch, weil sie listig davon ausgeht, daß ein wenig von der Norm ja doch realisiert sei. Ideologisch kommt der Praxis auf diese Weise das Defizit wieder zugute, das vom theoretischen Bewußtsein angeklagt werden müßte. Die Ideale übernehmen auf solche Weise die Funktion idealisierender, täuschender Bilder – das erklärt die friedliche Koexistenz von wohlbegründeter Norm und schlechter Praxis. (Bremer & Gruschka, 1987, S. 24)

Obschon eine Unhintergehbarkeit laut Gruschka (1994) vorliegt (Kersting, 2019; Bremer & Gruschka, 1987; Gruschka, 1994), ist es für das Bestehen der Menschen im Spannungsfeld zwischen normativer Befolgung von moralischem Handeln und gesellschaftlicher Funktionsrationalität laut Gruschka (1994) dennoch notwendig, diese Widersprüche aushalten zu lernen. Wie dies gelingen kann, erklärt Gruschka (1994) in Orientierung an die kritischen Theorien in seinen Arbeiten der ,Bürgerlichen Kälte' (Kersting, 2019, 2020a; Bremer & Gruschka, 1987; Gruschka, 1994). Mit der Metapher der Kälte erklärt er das Vermögen der Menschen, die in Anschlag gebrachten Zwänge und Normen in ihr moralisches Urteil und Handeln zu implementieren, ihnen zuwider zu handeln. Bürgerliche Kälte wird als der moralische Grundsatz verstanden, mit dem diese Ambivalenz zwischen Sollen und Sein ausgehalten werden kann. Mit der Kälte wird ein tendenzieller Zustand der Gleichgültigkeit gegenüber dem Widerspruch intendiert, der weniger in eine polarisierende Haltung, sondern vor allem in Form einer Integrationsleistung eingeht (Kersting, 2019; Gruschka, 1994). Mit dieser werden die entgegengesetzten Forderungen so in Symbiose gebracht, dass es vermeintlich einen Ausgleich suggeriert und die Menschen weiterhin handlungsfähig bleiben lässt (Kersting, 2019, 2020a). Hierbei müssen die Gesellschaftsmitglieder laut Gruschka (1994) Fähigkeiten erlernen, die es ihnen ermöglicht, den scheinbar unauflösbaren Widerspruch aushalten zu lernen (Kersting 2019, 2020a, 2020b; Kersting & Meisterernst, 2020). „Die Fähigkeit der Kälte bedeutet damit eine zentrale Orientierungsleistung des Menschen, mit ihr bewertet er die auf ihn einströmenden moralisch verstandenen Verhaltenserwartungen für sich so, daß ein Handeln unter Anerkennung des Realitätsprinzips und der Realität möglich bleibt" (Gruschka, 1994, S. 80). Infolgedessen lernen die Subjekte die strukturellen Bedingungen als unwiderrufliche Determinanten hinzunehmen und festigen dadurch das, wovor sie sich zu schützen suchen (Kersting, 2019). Versuche resp. Reaktionsformen wie ‚Wärme' (Empörung, Mitleid, spontane Erregung) und/oder ‚Hitze' (vehemente Proteste), die darauf zielen, Kälte aufzuheben (Bremer & Gruschka, 1987; Gruschka, 1994), sind laut Gruschka (1994) im besten Fall nur begrenzt in der Lage, Verbesserungen herbeizuführen (Kersting, 2019). Erst durch eine vollständige Überwindung des ‚Falschen' im Sein, kann sich im Sinne Adornos[59] (2016) wohl erst ‚richtiges' Leben als gute „Conditio humana" (Gamm, 2015, S. 140) in Form eines moralischen Anspruchs hinreichend entfalten.

4.5.2 Moralische Desensibilisierung in der Pflege – Begriffsbestimmung

Bezogen auf die Pflege, kann mithilfe der Kältemetapher ein gewisser adaptierter Blickwinkel eingenommen werden, der sich auf die beruflichen Strukturbedingungen richtet, unter denen die Pflege tagtäglich stattfindet (Kersting, 2019). Demzufolge kann Kälte als Reaktionsform auf die Strukturlogik der ambivalenten resp. dialektischen Anforderungen zwischen einer postulierten Patientenorientierung, die sich gemäß Wittneben (2003) an den individuellen psychosozialen Bedürfnissen der Patienten orientieren soll, und den ökonomischen Rationalisierungszwängen verstanden werden (Kersting, 2019, 2020a, 2020b). So fordern die Strukturen des Gesundheitswesens auf der einen Seite von den Pflegefachpersonen, den hohen normativen fachlichen Anspruch dennoch zu verwirklichen und zwar auch innerhalb der wirtschaftlichen Imperative, denn dies macht die Pflegeeinrichtungen erst zu humanen Institutionen. Die wirtschaftlichen Zwänge nötigen

---

[59] Hierbei ist explizit Adornos (2016) ‚geflügelte' Sentenz „Es gibt kein richtiges Leben im falschen [sic]" (Adorno, 2016, S. 43) gemeint, die möglicherweise nur durch eine Überwindung des ‚Falschen' verwirklicht werden kann. Die wesentliche Erschwernis hierbei kann wohl in einem idealisierenden und kontrafaktischen Anspruch gesehen werden.

aber zugleich zu verrichtungsorientiertem und funktionalem Pflegehandeln (Kersting, 2016, 2019): „Alle Abläufe im Stationsalltag müssen erledigt werden, trotz knapper Ressourcen. Hier in diesem Widerspruch objektiviert sich die Kälte: Die Strukturen fordern etwas, das nicht einzulösen ist. Sie sind Kälte verursachend" (Kersting, 2016, S. 4). Die Folge dieses Spannungsverhältnisses ist der Prozess einer moralischen Desensibilisierung der beruflich Pflegenden gegenüber diesem Widerspruch (Kersting, 2016, 2019, 2020a, 2020b), der in Form eines „Sich-kalt-machen[s]" (Kersting, 1999, S. 53) umschrieben werden kann. Somit lernen beruflich Pflegende, um handlungsfähig zu bleiben, die Bedingungen als unauflösbar hinzunehmen und zu stabilisieren (Kersting, 2016, 2019, 2020a). Dieses Phänomen der moralischen Desensibilisierung beschreibt Kersting (2016, 2019, 2020a) in ihren Studien in Anlehnung zur Bürgerlichen Kälte als sog. ‚Coolout' (Kersting, 1999, 2015, 2019, 2020a).

> Pflegende sollen sich laut Krankenpflegegesetz[60] im Sinne einer 'guten' und 'richtigen' Pflege am je individuellen Patienten und seinen Bedürfnissen orientieren. Zugleich findet Pflege statt unter Bedingungen, die dies nicht zulassen. In dem Spannungsfeld zwischen normativem pflegefachlichem Anspruch (Stichwort Patientenorientierung) und ökonomischen Zwängen des Pflegealltags kommt es zu einem [...] (Kersting, 2016, S. 2) „Prozess der moralischen Desensibilisierung" (Kersting, 2019, S. 53).

Dieser Prozess des sich ‚Kalt-machens' (Kersting, 1999) kann laut Kersting (2016) anhand von zwölf verschiedenen Reaktionsmustern (‚Kältestrategien') im Rahmen von vier Differenzierungsebenen im Sinne einer Zunahme des Reflexionsniveaus an Pflegefachpersonen beobachtet werden (Kersting, 2019, 2020a), die sie zudem graphisch in Form einer (Kälte-)Ellipse (siehe Abb. 4.1) visualisiert hat. Dabei sind die herausgearbeiteten Reaktionsmuster auf objektiv Kälte verursachende Arbeitsbedingungen einer deprofessionellen Berufswirklichkeit zum einen durch eine Erkenntniskumulation charakterisiert, zum anderen aber zeigen Kerstings empirischen Ergebnisse auch, dass es durch die berufliche Sozialisation nicht unbedingt zu einer Einsicht in die immanente Unauflösbarkeit der Ambivalenz zwischen Sollen und Sein kommen muss. Dadurch dient die (Kälte-)Ellipse in erster Linie als Hilfs- und Orientierungsinstrument bei der Überlegung bezüglich der Qualität von Reaktionsmuster (im Zusammenhang zwischen Erfahrungen des Widerspruchs und seiner Bearbeitung im Berufsalltag) (Kersting, 2020a).

---

[60] So auch im PflBG (2017) und PflAPrV (2018) implizit gefordert.

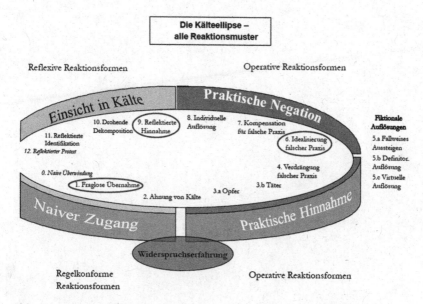

Abb. 4.1 Kälteellipse mit Darstellung aller Reaktionsmuster (aus: Kersting, 2015, S. 268)

Im nachfolgenden Kapitel werden die dargestellten Reaktionsniveaus und -formen (siehe Abb. 4.1) im Kontext des komparativen Vorgehens simultan erläutert. Hiermit soll eine unnötige doppelte Vorstellung und Erklärung dieser vermieden werden.

Deprofessionalisierung im Kontext von Coolout

In diesem Abschnitt werden die vier Reflexionsniveaus der Kälteellipse nach Kersting (2016, 2019, 2020a) erläutert und durch eine komparative und diskursive Gegenüberstellung mit dem eines geforderten patientenorientierten und ethischen Arbeitsbündnisses in Orientierung an das TraP nach Borgetto (2017) und dem Professionsansatz nach Oevermann (1996) in Bezug gebracht. Dadurch soll herausgearbeitet werden, inwiefern eine moralische Desensibilisierung der beruflich Pflegenden nach Kersting (2019, 2020a) einen Garant für die Stabilisierung und Prozessierung einer deprofessionellen Berufswirklichkeit (Wolf & Vogd, 2018) darstellt. Zudem wird der weiterführenden Frage Kerstings Rechnung getragen, inwiefern eine Abgrenzung oder Übereinstimmung mit anderen Theorien und/oder Konzepten zu ihrer kritisch entfaltenden Perspektive besteht (Kersting, 2020a). Die Begriffe der sog. ‚Patientenorientierung und -ignorierung‘, die im komparativen, diskursiven Vorgehen Anwendung finden, sollen in Orientierung an Wittnebens (2003) heuristischen Modells der multidimensionalen Patientenorientierung verstanden werden. Eine Haltung und Pflegehandlung ist demzufolge zunehmend patientenorientierter, je mehr sie den *ganzen Menschen* in Betracht zieht (Handlungsorientierung). Je mehr sie allerdings nur Teilbereiche des Menschen oder nur gewisse Tätigkeiten an ihm berücksichtigt, desto eher ist sie im Sinne einer Verrichtungsorientierung als patientenignorierend einzustufen (Weidner, 2020; Wittneben, 2003). Eine so verstandene Handlungsorientierung im Sinne der Patientenorientierung nach Wittneben (2003) kommt der Forderung des TraPs nach Borgetto (2017) nach einem ethischen Habitus (Werte- und Gemeinwohlorientierung) (Borgetto, 2017) „unter Sicherstellung der höchst möglichen Autonomie des Hilfesuchenden" (Borgetto, 2017, S. 177) nach. Ebenso wird Oevermanns (1996) Verzicht auf eine bevormundende technokratische und standardisierte Lebenspraxis im Kontext der stellvertretenden Krisenbewältigung (Oevermann, 1990, 1996), die sich nach Wittneben (2003) analog in einer Verrichtungsorientierung in standardisierte Mess- und Handlungsverfahren in Diagnostik und Therapie niederschlägt (Wittneben, 2003), Sorge getragen.

5.1   Naiver Zugang als naive Regelverletzung

Die „fraglose Übernahme objektiv Kälte verursachender Strukturen" (Kersting, 2016, S. 6), die als grundlegende Reaktionsform des naiven Zugangs fungiert (siehe Abb. 4.1), zeichnet sich insbesondere dadurch aus, dass die strukturell verankerte Ambivalenz zwischen Sollen (Patientenorientierung) und Sein (ökonomische Rationalisierungszwänge) von den beruflich Pflegenden erst gar nicht erkannt wird (Kersting, 1999, 2016, 2019, 2020a).

> Vielmehr werden beide Seiten des Widerspruchs – Norm wie Funktion – als Einheit wahrgenommen, welche die Praxis bestimmt. Die Bedingungen des Alltags werden als legitim angesehen und somit fraglos als richtig akzeptiert. […] er [der Pflegende] erkennt aber nicht, dass der normative Anspruch im Alltag nicht erfüllt wird und dies innerhalb der vorgegebenen Strukturen auch nicht möglich ist. (Kersting, 2019, S. 141)

Als ‚naiv' erkennt Kersting (2016) vor allem an, dass die Pflegekräfte die Berufspraxis unrealistisch so deuten, „dass die Norm, oder das, was der Proband [der Pflegende] dafür hält, im Alltag als erfüllt angesehen wird" (Kersting, 2016, S. 6). Demzufolge erfolgt nach Kersting (2016, 2019) ein kritikloses und unmerkliches Prozessieren einer *gebrochenen und/oder heruntergeschraubten Normverwirklichung,* die die Pflegekräfte im therapeutischen Arbeitsbündnis reproduzieren (Kersting, 2016, 2019). Die Folge ist der bereits beginnende Prozess einer normalisierenden Regelverletzung, der eine geforderte Maxime einer Patientenorientierung gemäß Wittneben (2003) (Kersting, 2016, 2019) erfolgreich untergräbt (Kersting, 2019). „*Diese Normalitätstendenz strukturell regelverletzender Abläufe ist Teil des Pflegealltags, sie ist konstitutiv für den beruflichen Alltag und damit ist sie auch konstitutiv für berufliche Sozialisation*" (Kersting, 2016, S. 5 – Herv. i. Org.). Gemäß Oevermanns (1996) Professionsansatz und des TraPs nach Borgetto (2017) stellt sich in der Gegenüberstellung hierzu die primäre Frage, ob dadurch ein professionelles Handeln im Sinne einer vollumfassenden und reflektierten Begründungsverpflichtung und eine Fallrekonstruktion im Rahmen einer stellvertretenden Krisendeutung (Oevermann, 1981b, 1996; Borgetto, 2017) überhaupt möglich erscheint. Nach Kerstings Analyse kann im Sinne des naiven Zugangs gar unterstellt werden, dass die Aufforderung einer hinreichenden, wissenschaftlichen Reflexion und somit auch das kritische Hinterfragen der (Fall-)Bedingung, das konstitutiv für professionelles Handeln ist (Oevermann, 1996), nicht hinlänglich erfolgt und eine weitsichtige und tiefgreifende Analyse des prekären Arbeitsfelds ausbleibt. „Statt kritisch-reflektiert zu agieren, reagieren die Pflegenden nur noch" (Dörge, 2017, S. 93). Ökonomische und technokratische Imperative, die den Patientenkontakt und damit das Fallverstehen nachhaltig einschränken (im Gesundheitssystem denke man an überbordende Dokumentationsansprüche, Standardisierungsverfahren und/oder strikte Personaleinsparungen), werden als grundlegendes Problem (Wolf & Vogd, 2018) nicht erkannt. Die daraus folgenden Kippeffekte, die dazu führen, dass für das Fallverstehen nötige Pflegekraft-Patienten-Interaktionen auf ein Minimum reduziert werden und der Professionshabitus nachhaltig beeinträchtigt wird (Wolf & Vogd, 2018; Vogd, 2002), werden gar als ein inhärenter Teil einer scheinbar ‚richtigen' Norm unreflektiert durch die Pflegekräfte hingenommen (Kersting, 2019, 2020a). Hierbei besteht die Gefahr, dass Pflegekräfte „teilweise in eine technokratische Regression verfallen können, also ihre Autonomie unter organisatorische Routinen unterordnen, in denen dann nicht mehr primär das Spannungsfeld" (Wolf & Vogd, 2018, S. 168) als Ätiologie einer Regelverletzung identifiziert, sondern irrtümlich als Teil einer ‚richtigen' Problemlösung umgedeutet wird. Als exemplarisches Beispiel hierfür kann die qualitativ empirische Datenanalyse von Dörge (2017) herangezogen werden, worin das Gros der untersuchten Pflegefachkräfte technokratisch und verrichtungsorientiert handelte. Dabei wurde der Patient in Ansätzen zum Handlungsobjekt versachlicht (Dörge, 2017): „Die Einzigartigkeit seiner Person und Situation […] [erfuhr] im Pflegehandeln keine angemessene Berücksichtigung. Das Handeln der Pflegenden […] [wies] somit bezüglich des in dieser Arbeit angelegten Anspruchs an professionelles Pflegehandeln klare Defizite auf" (Dörge, 2017, S. 120).

Wie kann sodann durch solch eine ‚Verdeckung' der prekären Struktur- und Fallbedingung eine stellvertretende Fallrekonstruktion der einzigartigen Subjektivität (Oevermann, 1996) „in der Sprache des Falls selbst" (Oevermann, 1981b, S. 4) in Gänze verwirklicht werden? Wie kann eine dialektische Verankerung von notwendiger wissenschaftlicher Begründungsverpflichtung (im Sinne eines kontinuierlichen bzw. ständigen kritischen Hinterfragens der Wirklichkeit) und Entscheidungszwang gemäß Oevermann (1996) (eben ausgelöst durch z. B. gewisse prekäre Arbeitsbedingungen, die aus der Not eine Entscheidung bedürfen) überhaupt im situativen Handlungsvollzug resp. in der aufgeschobenen Problemlösung hinreichend und analytisch aufgedeckt werden? Eher muss problematisiert werden, dass durch das Nicht-Erkennen des innewohnenden Spannungsverhältnisses zwischen ökonomischer Effizienz und Humanität (Kersting, 2016, 2019, 2020a) ein unmerkliches Zuschlagen auf Seiten einer unreflektierten Funktionsrationalität zu einer limitierten stellvertretenden Krisenbewältigung in Form von Abstrichen in der Qualität der Pflegehandlung zutage treten kann. „Was dem Probanden [Pflegenden] und anderen [Patienten] dabei widerfährt, wird unkritisch hingenommen" (Kersting, 2019, S. 142). Als ein möglicher Grund hierfür kann insbesondere das Ausbleiben einer ausreichenden kritischen und wissenschaftlichen Reflexion, die voraussichtlich eher imstande wäre, den strukturellen Widerspruch nach Kersting (2016, 2019) zu identifizieren, impliziert werden. Die wohl nach dem naiven Zugang einsetzende Begründungsverpflichtung, die die Berufspraxis selbst als legitim und richtig anerkennt (Kersting, 2016, 2019), kann in Anlehnung an Kersting (2016, 2019) selbst gar zum Diktat und Referenzrahmen einer nicht-wissen-wollenden und naiven Regelverletzung führen. Trotz prekärer Kontextfaktoren (Kersting, 2016, 2019, 2020a) (zu wenig Zeit für zu viele Patienten, Abstriche in der Qualität der Pflegearbeit, Einsparungen uvm. – siehe hierfür Abschn. 4.3.1) wird sie als zu leistende Begründung bzw. Relativierung für vorgeblich richtiges Pflegehandeln herangezogen: „*«Und selbst hier auf der Station kommt es vor, dass wir am Wochenende Sonntagmorgens mit drei Mann sind und haben 17 Pflegefälle und alle Patienten bekommen ihre Bedürfnisse trotzdem»*" (Kersting, 2019, S. 139, Zitat eines Probanden).

> In diesem „Nicht-wissen-Wollen" im praktischen Sinne liegt die Kälte, die mit dem Reaktionsmuster einhergeht. Sie führt dazu, dass die Probanden [die Pflegkräfte] sich nicht mit dem Widerspruch auseinandersetzen müssen. Würden sie das theoretisch Gelernte ernst nehmen, das heißt, würden sie aufgrund der erkannten Bedeutsamkeit des Wissens um [Zeit einfordernde] Pflegemaßnahmen versuchen, dieses innerhalb der bestehenden Bedingungen praktisch umzusetzen [und zu reflektieren], so gerieten sie in einen moralischen Konflikt. (Kersting, 2019, S. 141)

Insgesamt werden die hier zuvor dargestellten determinierenden Einflüsse, die zu einer Deprofessionalisierung (siehe hierfür Abschn. 4.3) beitragen, und die Unvereinbarkeit zwischen Normerfüllung und Funktionsrationalität nicht wahrgenommen (Kersting, 2019), sondern als Teil einer legitimen Berufswirklichkeit anerkannt (Kersting, 2016, 2019, 2020a). Dies jedoch konterkariert Oevermanns (1996) und Borgettos (2017) professionssoziologischen Anspruch in der *Aufdeckung von gegebenen, divergierenden Strukturgesetzlichkeiten* im professionellen Handeln innerhalb der Fallbedingung und in der „Verwirklichung von geltenden

Normalitätsentwürfen" (Oevermann, 1996, S. 91), die sich in ihren Geltungs-ansprüchen in einer Gemeinwohl- und Werteorientierung im professionellen Handeln entfalten (Oevermann, 1996; Borgetto, 2017; Dörge, 2017). Solch eine Gemeinwohl- und Werteorientierung, die einen humanistischen Geltungsanspruch „im Sinne eines geltenden Entwurfs der Würde des Menschen" (Oevermann, 1996, S, 88) einfordert, kann laut Kersting (2015, 2016, 2019) auch bereits in diversen Pflegeleitbildern und -lehrbüchern (Fachliteratur), Rahmenlehrplänen und Schulcurricula des Pflegeberufs selbst wiedergefunden werden (Kersting, 2015, 2019, 2020b). Wird nun eine *Abweichung* dieser normativen Geltungs-ansprüche bzw. Werteuniversalien im therapeutischen Arbeitsbündnis durch die Pflegekräfte in den Arbeitsbedingungen nicht identifiziert oder diese gar als „le-gitim angesehen und somit fraglos als richtig akzeptiert" (Kersting, 2019, S. 141), besteht somit die Gefahr in einer Inkorporation eines ‚falschen', ethischen Habitus, der die *normverletzenden Regeln des Berufsalltags bereits als verhal-tensleitende Konventionen internalisiert,* Norm wie Funktion als untrennbare symbiotische und scheinbar bestmöglichste Einheit für pflegerisches Handeln hervorhebt und im Pflegealltag reproduziert (Kersting, 2016, 2019). „Aus ethi-scher Sicht ist dies problematisch, da wechselseitige Anerkennung und unter Umständen sogar „not-wendende" Fürsorge verstellt werden" (Bobbert, 2019, S. 297).

> Die Praxis wird [ethisch] so gedeutet, dass die Norm, oder das, was der Proband [der Pflegende] dafür hält, im Alltag als erfüllt angesehen wird. Der Proband ist so in das Regelwerk und die Gepflogenheiten der Arbeitsweisen eingebunden, dass er unreflektiert reproduziert, was er im täglichen Leben erlebt. (Kersting, 2019, S. 141 f.)

Zusammenfassend kann also dem naiven Zugang keine ausreichende fallbe-zogene Vorgehensweise im Sinne des ‚Clinical Reasonings', insbesondere die des Ethischen[1] und Pragmatischen[2] Reasonings, die eine „Notwendigkeit einer klinischen Entscheidungsfindung im therapeutischen Arbeitsprozess" (Borgetto, 2017, S. 184) darstellen, zugesprochen werden. Die „Fähigkeit und Bereitschaft zum Verstehen des konkreten Falls (in all seinen biologischen, psychischen und sozialen Bezügen)" (Bollinger, 2018, S. 35) bis in die „kleinsten Poren des All-tagslebens" (Oevermann, 1999, S. 277) hinein bleibt durch eine fraglose und naive Übernahme begrenzt bzw. fragmentiert. „Für eine therapeutische Praxis

---

[1] „Abwägung moralischer, politischer und/oder ökonomischer Dilemmata, das durch Einstel-lungen, Haltungen und Werte bestimmt wird" (Borgetto, 2017, S. 184).

[2] „Berücksichtigung des Kontextes und der Rahmenbedingungen der Therapie" (Borgetto, 2017, S. 184).

muß also neben die Subsumtion unter theoretische Modelle die *Rekonstruktion der konkreten Fallstruktur in ihrer lebensgeschichtlichen Einbettung treten [...]"* (Oevermann, 1996, S. 127, Herv. i. Org.), die nicht nur den Patienten als bloßen Träger von kumulierten Symptomen ansieht (Oevermann, 1996), sondern auch eine „Rekonstruktion des therapeutischen Settings" (Helsper et al., 2000, S. 7) in den Vordergrund stellt. Es genügt also somit nicht anhand üblicher biometrischer und standardisierter Verfahren (pflegebezogene Assessmentinstrumente, Blutuntersuchungen, Messungen der Vitalparameter, bakteriologische und virologische Testverfahren, u. a.m.) eine bestimmte Datenlage zu generieren und damit eine (subsumtionslogische) Zuordnung der Lebenskrise zu einem bestimmten Krankheits- bzw. Pflegefall vorzunehmen, um eine fallangemessene therapeutische resp. pflegerische Intervention zu initiieren. Vielmehr bedarf es für ein umfassendes Fallverstehen des therapeutischen Settings den *Einbezug der lebensgeschichtlichen, aber auch unmittelbaren Lebenssituationen des Hilfesuchenden* (Garz & Raven, 2015). Das Rekonstruieren des therapeutischen Settings (Helsper et al., 2000) würde jedoch implizieren, dass die Paradoxie zwischen Sollen und Sein (Grundke, 2009; Kersting, 2019) im besten Fall erkannt und in einer aufgeschobenen Begründungsverpflichtung (Oevermann, 1996) zum Gegenstand einer kritischen Reflexion wird. Demnach führt der naive Zugang zu einer naiven Regelverletzung (Kersting, 2016, 2019), die bereits dadurch begründet ist, dass sie dazu verleitet, ein nicht ausreichendes bzw. limitiertes Fallverstehen in der stellvertretenden Krisenbewältigung zu reproduzieren. Die je konkrete Lebensbedingung des Patienten (Oevermann, 1996), die durch ökonomische Rationalisierungsmaßnahmen im therapeutischen Arbeitsbündnis eben doch tangiert ist (Kersting, 2019, 2020a; Wolf & Vogd, 2018; Bobbert, 2019; Bräutigam et al., 2014; Grundke, 2009), wird als Einfluss auf das Outcome nicht wahrgenommen[3]. Dabei gilt das professionelle Fallverstehen als eine *zwingende Voraussetzung* für eine (Re-)Autonomisierung des betroffenen Subjekts (Garz & Raven, 2015). Die Folgen dieser Limitation können zur unerkannten Beschädigung der somato-psycho-sozialen Integrität (Oevermann, 2005) der Patienten führen, seien sie laut Kerstings (2016, 2019) Einschätzung auch noch so ‚subtil' und ‚diffus':

---

[3] Mit „Blick auf das Outcome der Versorgung kann als empirisch belegt gelten, dass ein signifikanter Zusammenhang zur Arbeitsqualität der Beschäftigten besteht: Gute Arbeitsqualität führt zu *besseren Ergebnissen für Patientinnen und Patienten*" (Bräutigam et al., 2014, S. 59, eig. Herv.).

Dabei geht es nicht um eine eklatante, dramatische Verletzung der Norm, die sofort zum Protest führte. Es geht vielmehr um die häufige Verletzung der Norm im scheinbar Kleinen, eine vom Inhalt her tendenziell tolerierbare Regelverletzung, die nicht direkt Widerstand mobilisiert [...]. (Kersting, 2016, S. 5)

Wenngleich laut Kersting (2016, 2019) eine Verletzung der Norm im ‚scheinbar Kleinen' stattfindet, so wird der Kern des therapeutischen Arbeitsbündnisses im Fokus der Therapie, der sich dem Ziel einer *bestmöglichen Problemlösung* einer beschädigten Lebenspraxis (Oevermann, 1996; Borgetto, 2017; Dörge, 2017) in Form einer „entsprechenden wissenschaftlichen, interventionspraktischen und ethischen Habitus basierende [...] stellvertretende Krisenbewältigung" (Borgetto, 2017, S. 176) verschrieben hat, *dennoch* nicht eingelöst. So stellt auch Kuhn in diesem Zusammenhang fest: „Ein viel zu knapper, nicht am Pflegebedarf ausgerichteter Personalschlüssel verursacht permanent Druck. Zeit für fachlich gute Pflege fehlt. [...] Dies birgt große Gefahren" (Kempa, 2021a, S. 15). Denn für Fürsorge, Aufmerksamkeit und Anerkennung benötigt es mehr Zeit und Ruhe (Bobbert, 2019). „Pflegebedürftige, die aufgrund vom Zeitdruck „abgefertigt" werden, können die Pflegekraft in ihrer Persönlichkeit kaum wahrnehmen" (Bobbert, 2019, S. 297). Dabei bleibt für notwendige Interaktionsprozesse in Form von Übertragung und Gegenübertragung, die eine Sinnkonfiguration des Traumatisierungsgeschehens des zu pflegenden Patienten im Rahmen der stellvertretenden Deutung aufdeckt (Oevermann, 1996), kaum Zeit. Hierbei droht die Gefahr, dass die intersubjektive Sozialbeziehung in eine nicht-reziproke bzw. asymmetrische Beziehung wegbricht und der Patient im Rahmen der Pflegeinterkation in seinen Gefühlsdeutungen missverstanden wird (Pfadenhauer, 2003; Borgetto, 2017; Oevermann, 2013). Obschon Pflegekräfte für sich eine Patientenorientierung im Kontext der Ambivalenz zwischen Sollen und Sein im naiven Zugang bescheinigen (Kersting, 2019), so sagt diese noch „nichts darüber aus, ob man dem Patienten und seinen individuellen Bedürfnissen tatsächlich gerecht geworden ist" (Kersting, 2019, S. 138) und ein „Vollzug einer lebendigen, zukunftsoffenen Beziehung in einem Arbeitsbündnis zwischen ganzen Menschen" (Oevermann, 1996, S. 122) stattgefunden hat. In diesem Fall kann gar von einer ‚naiven Patientenorientierung' (Witteben, 2003) gesprochen werden, „wohingegen behauptet werden darf, dass eine naive Patientenorientierung eine professionelle Patientenorientierung nicht einschließt" (Witteben, 2003, S. 65). Insofern bleibt es *eher* illusorisch, dass eine möglichst optimale Lösung gesundheitlicher Lebenskrisen im Sinne des TraPs (Borgetto, 2017) in einer ökonomisch kolonialisierten Berufswirklichkeit (Mohr et al., 2020; Simon, 2016b; Becker et al., 2016; Wolf & Vogd, 2018; Auth, 2012, 2013) überhaupt möglich ist. Gegenwärtig werden in privaten und staatlichen Gesundheitseinrichtungen, die

pflegerische Leistungen anbieten und erbringen, Kostensenkungs- und Rationa-
lisierungsprogramme durchgesetzt, die nicht ohne Weiteres mit den gleichzeitig
erhobenen gesellschaftlichen Ansprüchen nach verbessertem Qualitätsniveau und
Professionalisierung vereinbar sind. Trotz Einsetzens von Technisierung, neuer
pflegebezogener (Organisations-)Konzepte und Zertifizierungsmaßnahmen, haben
sich in jüngster Zeit Hinweise auf problematische Praktiken in der Alten- und
Krankenpflege kumuliert (Senghaas-Knobloch, 2008), die eben nicht immer zu
einem sichtbaren Protest führen: „Gerade deshalb, weil die Gesellschaft davon
ausgeht, dass es in Pflegebeziehungen kein Gewaltpotenzial gibt oder geben
darf, ist die Dunkelziffer sehr hoch" (Staudhammer, 2018, S. 25). „Thematisiert
werden Mängel in der elementaren Versorgung mit Blick auf körperliche Bedürftigkeit (für Flüssigkeitszufuhr, Verhinderung von Wundliegen u. a.m.). Auch mit
Blick auf seelische Bedürfnisse werden Defizite benannt" (Senghaas-Knobloch,
2008, S. 229).[4] In einer von Blättner und Freytag (2021) eigenen, bislang noch
nicht publizierten Studie wurden mithilfe von Studenten Pflege- und Betreuungs-
kräfte in zwölf stationären Einrichtungen in Hessen und Nordrhein-Westfalen zum
Thema Gewalt in der Pflege befragt (Blättner & Freytag, 2021). „Am häufigsten
geben die Befragten an, Bewohnende innerhalb der letzten 12 Monate unange-
messen lange auf eine pflegerische Handlung, Essen oder Trinken warten lassen
zu haben. Ein knappes Drittel hatten Essen oder Trinken eingegeben, ohne dass
die Bewohnenden dies wollten" (Blättner & Freytag, 2021, S. 81). Diese Zahlen
machen deutlich, dass eine so suggerierte, flächendeckende patientenorientierte
Pflege im Kontext einer stellvertretenden Krisenbewältigung in einem ökonomisch durchdrungenen therapeutischen Setting eher kontrafaktisch erscheint und
nicht als eine Regelverletzung im ‚scheinbar Kleinen' übersetzt werden darf. In
diesem Fall erscheint eine Grenzziehung zwischen schlechter Pflege, Regelverletzung und Gewalt, die Alltagsphänomene in der stationären Pflege darstellen,
kaum möglich (Blättner & Freytag, 2021), „da jede Form schlechter Pflege
grundsätzlich dazu führen kann, dass Pflegebedürftigen Schaden oder Leid zuge-
fügt werden kann" (Blättner & Freytag, 2021, S. 79). Neben der schwierigen

---

[4] So kommen Yon et al. (2019) mit ihrer systematischen Übersichtsarbeit und Metaanalyse
(neun Studien wurden einbezogen, darunter auch Studien aus Deutschland) bzgl. Gewalt-
vorkommnissen gegenüber älteren Pflegeempfängern in Pflegeeinrichtungen zu folgenden
Resultaten: 33,4 % der Befragten haben in den letzten 12 Monaten psychische Gewalt erfahren (3 Studien), physische Gewalt 14,1 % (4 Studien), Vernachlässigung 11,6 % (3 Studien)
und sexuelle Gewalt 1,9 % (3 Studien) (Blättner & Freytag, 2021; Yon et al., 2019). „Overall
abuse estimates, based on staff reports, suggest that 64.2 % of staff admitted to elder abuse
in the past year" (Yon et al., 2019, S. 58).

Arbeitssituation, die imstande ist, patientenorientiertes Handeln und hermeneutisches Fallverstehen im therapeutischen Arbeitsbündnis zu verringern und/oder zu verhindern (Wolf & Vogd, 2018; Kersting, 2019), kann durch das Nicht-Erkennen des Spannungsverhältnisses im naiven Zugang auch kein Bedarf in einer potentiellen Verbesserung der stellvertretenden Krisenbewältigung gesehen werden. Somit führt der naive Zugang bzw. die fraglose Übernahme zum Prozessieren einer deprofessionellen Handlungswirklichkeit: *Die Pflege verbleibt im naiven Zugang resp. in der fraglosen Übernahme in eine nicht-realisierenden bzw. ,nicht-wissen-wollenden'* (Kersting, 2019) *deprofessionellen Berufswirklichkeit.*

5.2 Praktische Hinnahme als praktische Duldung eines fragilen Arbeitsbündnisses

In der Reaktionsform ,Ahnung von Kälte', die die Schnittstelle zwischen der naiven Übernahme und einer praktischen Hinnahme regelverletzender Norm darstellt (siehe Abb. 4.1), werden die widersprechenden Forderungen zwischen patientenorientierter Pflege und regelverletzender Funktionsrationalität durch die Pflegekräfte im Einzelnen bemerkt und auch benannt (Kersting, 2019). *Jedoch* wird „der Zusammenhang von Norm und Funktion als objektiver Widerspruch [...] nicht in seiner Wechselbeziehung wahrgenommen, sondern getrennt betrachtet" (Kersting, 2019, S. 144). Der gesamte pflegerische Alltag wird dabei nicht als widersprüchlich erlebt, sondern *nur einzelne Fallsituationen.* Zugleich wird in diesen allerdings erkannt, dass es hinsichtlich der Erfüllung des normativen Anspruchs vereinzelt zu Schwierigkeiten kommen kann, *die zu negativen Folgen für den Patienten führen können.* Die daraus resultierenden konflikthaften Situationen gehören jedoch für die Pflegekraft zur *Normalität des Alltags* (Kersting, 2019) und werden „als noch akzeptabel hingenommen" (Kersting, 2019, S. 144). Im Gegensatz zur fraglosen Übernahme ist „diese Hinnahme mit einem Unbehagen oder Unverständnis hinsichtlich der Normalität" (Kersting, 2019, S. 144 f.) gekennzeichnet, wird jedoch nicht in Gänze reflektiert und im Sinne einer kognitiven Dissonanz problematisiert. Infolgedessen bleibt auch hier eine Ergründung der strukturellen Ambivalenz zwischen Sollen und Sein weitgehend aus (Kersting, 2019). Folglich verleitet auch dieses Reaktionsmuster, das lediglich eine diffuse Ahnung der normalisierenden Regelverletzung verspüren lässt (Kersting, 2019), zu einer deprofessionellen Berufswirklichkeit, wie sie schon in der fraglosen Übernahme vorgefunden werden kann (siehe hierfür Abschn. 5.1). Obschon einer partiell erweiterten Fallrekonstruktion des therapeutischen Settings

(Helsper et al., 2000) durch Pflegekräfte, die sich in Form eines Unbehagens im Kontext vereinzelter Praxissituationen als leibliche Resonanz bemerkbar macht (Kersting, 2019), erfolgt hier ebenso noch keine vollständige, reflektierte Rekonstruktion der Fallbedingung in all ihrer Reziprozität. Es werden weiterhin konfliktreiche Situationen, die imstande sind, die somato-psycho-soziale Integrität (Oevermann, 2005) des Patienten zu untergraben, als normale und akzeptable Phänomene des Alltags geduldet (Kersting, 2019). Zudem besteht die Gefahr, dass hinzukommende Krisen der autonomen Lebenspraxis (Oevermann, 1996), ausgelöst durch unterlassene (aufgrund von Abstrichen oder Prioritätssetzungen) oder aufgrund zeitlich begrenzter Pflegemaßnahmen (aufgrund von Zeitdruck) (Schmucker, 2020; Institut DGB-Index Gute Arbeit, 2018), weiterhin als normale und akzeptable Ereignisse im therapeutischen Arbeitsbündnis umgedeutet werden, die allerdings zu negativen Folgen führen können (Kersting, 2019). Dabei „haben Qualitätseinbußen in der Pflege unmittelbare Auswirkungen auf die Patienten und Pflegebedürftigen. Eine geringere Versorgungsqualität *beeinträchtigt deren Wohlbefinden, kann Genesungsprozesse beeinträchtigen und den Gesundheitszustand verschlechtern*" (Schmucker, 2020, S. 53, eig. Herv.). Dies jedoch steht fundamental im Widerspruch zur Prämisse des TraPs einer *bestmöglichen Bearbeitungsqualität* im Rahmen einer wissenschaftlichen, interventionspraktischen und ethischen Habitus basierenden stellvertretenden Krisenbewältigung (Borgetto, 2017), die gemäß Oevermann (1996) *keine* zusätzliche Folgebeschädigung seitens des Therapeuten (und so auch vom Pflegenden) vorsieht (Oevermann, 1996): „*Der Patient sucht Hilfe als Beschädigter, und der Therapeut [Pflegende] bietet kompetente Hilfe an unter der Voraussetzung, daß er seinerseits dafür garantieren kann, daß Beschädigungen auf seiner Seite nicht ins Spiel kommen [...]*" (Oevermann, 1996, S. 118, eig. Herv.). Wenngleich diese Beschädigung laut Kersting (2016) nur im ‚scheinbar Kleinen‘ bzw. ‚Subtilen‘ ohne sichtbaren Protest erfolgt (Kersting, 2016, 2019), so ist die Grenzziehung zwischen schlechter Pflege und Gewalt weiterhin, wie bereits zuvor geschildert, kaum möglich, da jede Form schlechter Pflege, sei sie auch gemäß Kersting (1999, 2016, 2019, 2020a) strukturell bedingt resp. verankert, zum *Schaden oder Leid* des Patienten beitragen kann (Blättner & Freytag, 2021). Ferner wird in gleicher Weise, wie man ihr in der fraglosen Übernahme begegnen kann, eine Reduktion des hermeneutischen Fallverstehens im Sinne Oevermanns (1996) durch ökonomische Zwänge (Wolf & Vogd, 2018) nicht erkannt, sondern von Pflegekräften als ein inhärenter Teil einer legitimen Berufswirklichkeit wie selbstverständlich akzeptiert (Kersting, 2019). „Dadurch wird der Konflikt [mit all seinen Konsequenzen] zu einem normalen Bestandteil ihrer Pflegepraxis" (Kersting, 2019, S. 144). Die Folge ist ein reproduziertes ‚Dulden‘ eines fragilen, therapeutischen Arbeitsbündnisses im

Pflegealltag, „denn eine Strategie zur Auflösung der Problematik kann der Pro-
band [der Pflegende] nicht bieten" (Kersting, 2019, S. 145): *„«Uns wird das hier
ja eingebläut, dass wir uns auf die Patienten konzentrieren sollen, sie vernünftig zu
pflegen und nicht so abzufertigen. Aber das ist halt nicht möglich»"* (Kersting, 2019,
S. 144, Zitat eines Probanden). Anders hierzu verhält sich die Reaktionsform des
‚Opfers' (siehe Abb. 4.1), die den strukturell verankerten Widerspruch nicht als
Ausnahme von der Regel identifiziert (Kersting, 2016, 2019). Trotz anfänglichen
Bemühens, den normativen Anspruch einer patientenorientierten Pflege im Sinne
Wittnebens (2003) doch noch zu verwirklichen, kommt es über kurz oder lang zur
Resignation (Kersting, 2016, 2019; Bobbert, 2019). „Sie [die Pflegekräfte] erken-
nen, dass sie gegen die Übermacht der Verhältnisse nichts ausrichten können. In
ihrem Bewusstsein bleibt ihnen nichts anderes übrig, als sich den Gegebenheiten
anzupassen" (Kersting, 2016, S. 9), sie machen sich ‚kalt' (Kersting, 2016, 2019;
Kersting & Meisterernst, 2020). Dabei kommt es nicht nur zur bedauernden Hinnahme der Missachtung der Norm, sondern die Pflegekräfte sehen auch keine
weitere Alternative, anders zu handeln. Es kommt zur Handlungsanpassung des
regelverletzenden Pflegealltags resp. therapeutischen Arbeitsbündnisses. Dabei
ziehen sie keine Vorteile aus dem Anpassungsverhalten, sondern bleiben vielmehr
in ihrer Opferrolle verharrt (Kersting, 2016, 2019), „weil sie die Nachteile ihres
Verhaltens nicht mit Gleichgültigkeit, sondern mit Bedauern betrachten" (Kersting, 2016, S. 9). Komparativ zu Oevermann (1996) und Borgetto (2017) kann
dieser Reaktionsform eine Fallrekonstruktion des therapeutischen Settings im
Rahmen einer stellvertretenden Krisendeutung im Größeren konzediert werden,
denn der Widerspruch der ambivalenten und konfliktreichen Pflegesituationen
wird in seiner prekären Absolutheit gedeutet und erkannt (Kersting, 2019; Kersting & Meisterernst, 2020). Allerdings führt auch diese Reaktionsform zu einer
prozessierenden ohnmächtigen Hinnahme (Kersting, 2019) eines fragilen therapeutischen Arbeitsbündnisses, da sie die Prämisse des TraPs nach Borgetto
(2017) einer bestmöglichen Problemlösung einer Lebenskrise nach wie vor konterkariert. Auch die Garantie, dass Beschädigungen auf Seiten des Therapeuten
im Prozess der Behandlung nicht ins Spiel kommen (Oevermann, 1996), bleibt
ebenso uneingelöst. Während das ‚Opfer' sich subjektiv bzw. kognitiv auf die
Seite des normativen Anspruchs schlägt, lässt sich der ‚Täter' in der praktischen
Hinnahme (siehe Abb. 4.1) zweckrational auf die regelverletzende Praxis ein.
Dabei versucht er sich in dieser möglichst vorteilhaft zu bewegen. Dies wird
dadurch verwirklicht, dass er die an ihn gestellten Anforderungen abwägt und sie
hinsichtlich subjektiver Vor- und Nachteile für seine eigene Person auf Kosten
des therapeutischen Arbeitsbündnisses beurteilt (Kersting, 2019). Den jeweiligen

individuellen und besonderen Situationen des Patienten und die inhärente Würdigung und Beachtung des individuellen Falls (Dörge, 2017), ohne den Patienten
in seiner somato-psycho-sozialen Integrität (Oevermann, 2005) weiter zu schaden (Oevermann, 1996), wird er hingegen auch hier nicht gerecht. Es kommt
zur bewussten Billigung bzw. Duldung der Verletzung des normativen Anspruchs
resp. therapeutischen Arbeitsbündnisses (Kersting, 2019). Eine Wendung hin zu
einer Verbesserung des Pflegealltags, die durch betriebswirtschaftliche Zwänge
und daraus erwachsenden ökonomischen Mechanismen überlagert ist (Bräutigam et al., 2014), kann er für sich nicht finden (Kersting, 2019). Folglich kann
eine hinreichende „Zuwendung und Anteilnahme nicht mehr aufgebracht werden,
Körperpflege und Lagerungen werden reduziert, oder es findet keine Sterbebe-
gleitung statt. Diese Art von Regelverletzungen gelten schließlich als Teil der
beruflichen Situation und als *berechtigte Überlebensstrategie*" (Bobbert, 2019,
S. 297, eig. Herv.). Diese für ihn notwendige ‚Überlebensstrategie' in Form einer
Selbsterhaltung gilt für den Täter als Rechtfertigung, innerhalb der schwierigen
Alltagsbedingungen, „die das «Gute» nicht zulassen" (Kersting, 2019, S. 154),
zu bestehen (Kersting, 2019). Ein norm- und wertegebundener und habituel-
ler professionsethischer Fallbezug gemäß des TraPs nach Borgetto (2017), der
die humanistische Qualität vor die der ökonomischen Effizienz stellt (Borgetto,
2017), bleibt beim Typus des ‚Täters', der im Sinne seines eigenen Vorteils wählt
(Kersting, 2019), im Großen und Ganzen aus resp. eingeschränkt.

> Wenn die Werteorientierung keine wirkliche ist, sondern eine Fiktion mit dem Ziel,
> den Nutzen des Einzelnen […] zu mehren, und nicht mehr getan werden muss als
> nötig, um diese Fiktion aufrechtzuhalten, dann wird die Motivation, im Einzelfall die
> aufwändige und die ganze Person erfordernde Arbeit der stellvertretenden Krisenbe-
> wältigung auf der Grundlage eines Arbeitsbündnisses zumindest eingeschränkt sein.
> (Borgetto, 2017, S. 175)

Eine deprofessionelle Berufswirklichkeit, die eine Beschädigung der somato-
psycho-sozialen Integrität (Oevermann, 2005) bereits implizit inkludiert[5], wird in
diesem Zusammenhang manifestiert. Entgegen des ‚Täters', der den Widerspruch
im fragilen, therapeutischen Arbeitsbündnis erkennt, kann die Reaktionsform
‚Verdrängung falscher Praxis' (siehe Abb. 4.1) laut Kersting (2019) am besten

---

[5] Auch die „AWMF und ihre Fachgesellschaften nehmen eine zunehmende Dominanz
betriebswirtschaftlicher Ziele vor allem im stationären Gesundheitssektor wahr, die sich
negativ auf die Patientenversorgung auswirken und diese gefährden. Es bestehen *Fehlanreize
gegen eine patientenorientierte*, wissenschaftliche Medizin [und Pflege] durch das Vergütungssystem, die Anzahl und Ausstattung von Krankenhäusern bzw. Fachabteilungen und
deren Grundfinanzierung" (AWMF, 2018, S. 8, eig. Herv.).

mit folgendem Motto umschrieben werden: „«Was nicht sein darf, das nicht sein kann» [...]" (Kersting, 2019, S. 157). Demnach wird der Pflegealltag in dieser Reaktionsform der praktischen Hinnahme sowohl als widersprüchlich als auch widerspruchsfrei beschrieben (Kersting, 2019): „Detailliert werden die Umstände beschrieben, die dazu führen, dass ein an der Norm ausgerichtetes Verhalten nicht praktisch umgesetzt werden kann, und zugleich werden die Bedingungen so dargestellt, dass es doch möglich ist" (Kersting, 2019, S. 157). Unterdessen verwickelt sich die Pflegekraft unmerklich in Widersprüche, in denen die Defizite der Pflegepraxis geschildert und im Nachgang doch relativierend als gelöst angesehen werden, obwohl eine Lösung der Ambivalenz in der Erzählung der Pflegekraft zuvor ausgeschlossen wurde. Dabei kommt es laut Kersting (2019) zu drei Möglichkeiten einer kognitiven Verdrängung der Widersprüchlichkeiten der deprofessionellen Berufswirklichkeit (siehe Kersting, 2019, S. 157 f.), die auch hier komparativ zum TraP nach Borgetto (2017) und dem Professionsansatz nach Oevermann (1996) wie folgt illustriert werden können:

- Die Bedingungen, die für das therapeutische Arbeitsbündnis inhärent und konstitutiv sind (wissenschaftliche, interventionspraktische und ethische habituelle Pflegehandlung, ausführliches Fallverstehen und -rekonstruktion und stellvertretende Krisenbewältigung in Form einer bestmöglichen Problemlösung ohne potenzielle Folgebeschädigung der somato-psycho-sozialen Integrität), werden in der subjektiven Darstellung der Pflegekraft der professionssoziologischen Handlungsnorm so angepasst, dass sie als erfüllt gelten, obwohl die deprofessionelle Handlungs- bzw. Berufswirklichkeit dies nicht zulässt (Kersting, 2019; Borgetto, 2017; Oevermann, 1996; Wolf & Vogd, 2018; Dörge, 2017). Somit schützt sich der Pflegende „vor einer aktiven Auseinandersetzung [...], indem er die Augen davor verschließt" (Kersting, 2019, S. 157). Das würde allerdings bedeuten, dass hier ebenso eine Limitation des Fallverstehens, wie sie bereits im naiven Zugang (siehe hierfür Abschn. 5.1) vorgefunden werden kann, reproduziert wird. Dies würde die deprofessionelle Handlungswirklichkeit in diesem Fall sogar unmerklich potenzieren.
- Die professionssoziologische Anforderungsnorm der Pflegepraxis wird dadurch angepasst, dass der Anspruch einer professionellen Pflegehandlung reduziert wird. Dabei wird sie nicht positiv formuliert, sondern das Negative, das eine Verletzung des therapeutischen Arbeitsbündnisses intendiert, wird kognitiv retuschiert und folglich auch ignoriert (Kersting, 2019; Oevermann, 1996). *„Die professionellem Handeln inhärente Beachtung und Würdigung des individuellen Falls, die Berücksichtigung der autonomen Lebenspraxis des Klienten [...] unter der Zielsetzung einer bestmöglichen Problemlösung"* (Dörge,

2017, S. 75, Herv. i. Orig.) im Kontext einer kritisch-reflektierten *„Übertra-gung bzw. Adaption auf den konkreten Einzelfall"* (Dörge, 2017, S. 75, Herv. i. Org.) bleibt auch in diesem Zusammenhang verhindert.

- Die Pflegekraft stellt sich selbst dabei als jemand dar, der in unschuldiger und naiver Weise im Pflegealltag arbeitet. Sie macht damit ein Zugeständnis an ihre Erzählung eines vermeintlich konfliktlosen therapeutischen Arbeitsbündnisses, ohne die Gefahr einer potentiellen Folgebeschädigung des Patienten. Sollte die Pflegesituation doch so sein, dass es Probleme im professionellen Handeln gibt, so ist es ihr in ihrer stellvertretenden Fallrekonstruktion und in ihrer (aufgeschobenen) Begründungsverpflichtung entgangen und nicht aufgefallen (Kersting, 2019; Oevermann, 1996; Borgetto, 2017). Demzufolge findet auch hier keine ausreichende *„kritisch-reflektierte Übertragung bzw. Adaption auf den konkreten Einzelfall"* (Dörge, 2017, S. 75, Herv. i. Orig.) statt. Mehr noch, die Pflegekraft „entzieht [...] sich der Verantwortung, den Widerspruch [in der Fallrekonstruktion] zu bearbeiten" (Kersting, 2019, S. 158).

Die letzten drei Reaktionsformen der ‚fiktionalen Auflösung' (siehe Abb. 4.1) im Kontext der praktischen Hinnahme versuchen den strukturellen Widerspruch in den Anforderungen der Pflegepraxis in einem *virtuellen Fluchtpunkt jenseits der Realität* zu bearbeiten (Kersting, 2019): „Nicht eine praktische Bearbeitung bietet den Probanden [den Pflegekräften] eine Möglichkeit, den Konflikt zu lösen, son-dern unterschiedliche gedankliche Konstruktionen, mit denen der defizitäre Alltag hingenommen wird" (Kersting, 2019, S. 158). In Gegenüberstellung zum TraP nach Borgetto (2017) und Oevermanns (1996) Professionsansatz kann ebenso keine bestmögliche *praktische* Bearbeitungsqualität einer Lebenskrise (Borgetto, 2017; Dörge, 2017) vorgefunden werden. Trotz fiktiver und virtueller Flucht, die lediglich gedanklich die Möglichkeit einer Auflösung suggeriert (Kersting, 2019), kommt es nach wie vor zur Hinnahme eines fragilen therapeutischen Arbeits-bündnisses, denn eine *praktikable, beobachtbare* Problemlösung, neben fiktiven Szenarien, wird aufgrund der Praxisbedingungen nicht performativ verwirklicht (Kersting, 2019). Hierbei ist das gedankliche ‚Wollen' von ‚Können' im Sinne einer wahrnehmbaren Reproduktionsleistung, die in eine sichtbare bzw. messbare und phänomenologisch professionelle Pflegehandlung mündet, zu differenzieren. „Man muss etwas nicht nur können [und wollen], man muss es auch zeigen. Das Zeigen geschieht ebenso wie das Erlernen im Handeln. [Professionelle Handlun-gen in Form von] Kompetenzen werden also durch Handeln und im Handeln sichtbar" (Leisen, 2011, S. 5). Die potenzielle Folgebeschädigung der *„psycho-soziale Integrität des einzelnen konkreten Lebens"* (Oevermann, 2005, S. 23, Herv. i. Org.) und asymmetrische Beziehungsgestaltung, die konstitutiv für das fragile therapeutische Arbeitsbündnis sind, werden weiterhin prozedural reproduziert. *Eine virtuelle Auflösung führt noch zu keiner Auflösung des Hilfesuchenden und in einer Lebenskrise befindlichen Person.*

Zusammenfassend kann festgehalten werden, dass die praktische Hinnahme und deren vorgefundenen Reaktionsformen einer moralischen Desensibilisierung als Hinnahme einer deprofessionellen Berufswirklichkeit und somit als Duldung eines fragilen therapeutischen Arbeitsbündnisses expliziert werden können. Obschon die Ätiologie der Regelverletzung bei Kersting (1999, 2016, 2019, 2020a) in den Strukturen des Gesundheitssystems selbst liegt, so verbleibt eine Reflexion der eigenen potentiellen Möglichkeiten der Pflegekräfte als ‚mündige‘ und handlungsoffene Individuen größtenteils aus. Insbesondere die Reaktionsform des ‚Opfers‘ impliziert ein bedauerliches Verharren in einer deprofessionellen Berufswirklichkeit, ohne jeglichen partiellen und/oder potentiellen Ausweg aus dem Widerspruch zu erkennen (Kersting, 2019; Kersting & Meisterernst, 2020). Dies sieht die ubiquitäre ‚Bürgerliche Kälte‘ gemäß Bremer & Gruschka (1987) und Gruschka (1994) auch nicht vor. Somit wird hier die Intention in einem protesthaften Aufbegehren in Form einer organisierten Partizipationskultur als Merkmal professionellen Handelns (Dörge, 2017) bereits als obsolet und kontrafaktisch verklärt. Dies könnte womöglich auch die gegenwärtige marginale Organisationskultur der Pflegekräfte (Hirt et al., 2016) erklären. Möchte man jedoch eine „Kollation mit der Realität" (Reinhardt, 2007, S. 2) wagen, so stößt man mit Blick auf das Ausland sehr wohl auf eine *potentielle* Möglichkeit einer ‚gewissen‘ Auflösung: So drohten beispielsweise 2007 in Finnland im Tarifstreit zwischen Krankenhausverwaltung und Pflegepersonal etwa 16.000 Pflegekräfte (dies sind mehr als ein Drittel aller dortigen Pflegekräfte) kollektiv mit einer Massenkündigung, sofern die Forderungen (z. B. 24 % mehr Gehalt) ihrer Gewerkschaft nicht erfüllt werden. Eine Einigung, die die angekündigte kollektive Massenkündigung noch in letzter Minute vereiteln konnte, verschaffte den Pflegekräften in großen Teilen einen tariflichen Erfolg (so auch 24 % mehr Gehalt) (Spiegel Wirtschaft, 2007; Kiander, 2007). „Und nicht zuletzt hat der Tarifkonflikt deutlich gemacht, welchen Strukturwandel Finnland durchlaufen hat: es sind nicht länger mächtige Industriegewerkschaften, die die Verhandlungen dominieren. Der Dienstleistungsbereich – und in diesem Fall die Frauen – zeigt zunehmend seine Stärke" (Kiander, 2007, S. 4).

5.3   Praktische Negation als normalisierte Patientenignorierung

Die praktische Negation subsumiert insgesamt drei nachstehende operative Reaktionsmuster (siehe Abb. 4.1), die konsensual versuchen (Kersting, 2016), „den Widerspruch aufzulösen *(Praktische Negation des Widerspruchs)*. Das wohl tragfähigste Reaktionsmuster ist *die Idealisierung falscher Praxis"* (Kersting, 2016, S. 10, Herv. i. Org.), die als häufigste Reaktionsform exemplarisch für die praktische Negation (Kersting, 2016, 2019, 2020a) und somit zunächst prototypisch für die nachfolgende komparative Analyse dieses Abschnitts steht. Die Pflegekräfte mit diesem Reaktionsmuster haben in ihrem Pflegealltag resp. im therapeutischen Arbeitsbündnis erfahren müssen, dass unter den strukturellen ambivalenten Arbeitsbedingungen eine patientenorientierte Pflege (Kersting, 2016, 2019), die den ganzen Menschen in seinen Selbstpflegedefiziten und -erfordernissen in Betracht zieht (Weidner, 2020; Wittneben, 2003; Dennis, 2001), nicht uneingeschränkt umgesetzt werden kann (Kersting, 2019). Zudem erkennen die Pflegekräfte in ihrer Fallrekonstruktion und (aufgeschobenen) Begründungsverpflichtung die negativen Folgen, die das konfliktreiche therapeutische Setting beim Patienten auslöst (Kersting, 2016, 2019, 2020a). Hierbei sehen sie die moralische Notwendigkeit, nach Strategien zu suchen, die imstande sind, die regelverletzenden Defizite resp. Pflegepraktiken aufzulösen (Kersting, 2019; Kersting & Meisterernst, 2020). Somit wird in erster Linie allem Anschein nach die Notwendigkeit in einem ethisch basierten Fallbezug gesehen (Borgetto, 2017), der versucht, eine „Aufrechterhaltung und Gewährleistung von leiblicher und psychosozialer Integrität des einzelnen im Sinne eines geltenden Entwurfs der Würde des Menschen" (Oevermann, 1996, S. 88) anzustreben: „Überzeugt von der Richtigkeit und Wichtigkeit der Norm werden Anstrengungen unternommen, der Norm zu ihrer Geltung zu verhelfen, denn das, was im Alltag scheitert, soll und muss verbessert werden" (Kersting, 2019, S. 183). Doch entgegen der eigenen negativen Erfahrung einer strukturell falschen und deprofessionellen Berufspraxis bleibt man *überzeugt* (Kersting, 2019), „innerhalb der vorgegebenen Rahmenbedingungen dennoch richtig handeln zu können: [Die] falsche Praxis wird idealisiert" (Kersting, 2019, S. 184). Kersting (2016, 2019) identifiziert in diesem Zusammenhang insgesamt fünf Strategien (siehe hierfür Kersting & Meisterernst, 2020, S. 71 oder Kersting, 2016, S. 10–12), die Pflegekräfte zur Lösung des erkannten Widerspruchs heranziehen. Diese können komparativ zum Professionsansatz nach Oevermann (1996) und zum TraP nach Borgetto (2017) wie folgt als eine patientenignorierende (Wittneben, 2003) Normalisierung expliziert werden:

1) „Die Suche nach den *richtigen* Prioritäten" (Kersting & Meisterernst, 2020, S. 71, Herv. i. Org.):
Pflegekräfte müssen infolge des „Personalmangels unter Zeitdruck und Arbeits-verdichtung" (Institut DGB-Index Gute Arbeit, 2018, S. 3) Prioritäten im Pfle-gealltag bzw. therapeutischen Arbeitsbündnis setzen (Kersting, 2019; Schmidt, 2017). Dabei spielt die Empathie zur Festlegung der ‚richtigen' Prioritäten laut der Pflegekräfte eine wichtig Rolle (Kersting, 2016; Kersting & Meisterernst, 2020; Institut DGB-Index Gute Arbeit, 2018), „denn wenn Pflegende empa-thisch sind, dann wissen sie, was für die Patienten wichtig ist" (Kersting & Meisterernst, 2020, S. 71). Jenes, „was den Pflegenden an Maßnahmen dann als unwichtig gilt, führen sie nicht aus. Es gibt aber streng genommen keine unwichtigen Maßnahmen. Wären Maßnahmen unwichtig, müssten sie gar nicht erst geplant sein" (Kersting & Meisterernst, 2020, S. 71). Dabei setzt allein die Pflegekraft im therapeutischen Arbeitsbündnis „die 'richtigen' Prioritäten inner-halb der Zwänge und des Zeitdruckes" (Kersting, 2016, S. 11). Unterdies sollte jedoch der Fokus auch auf dem ‚was möchte der Patient eigentlich' und nicht auf ‚was will alleine die Pflegekraft' liegen (Hutwelker, 2005). „Genau an dieser Stelle wird das Arbeitsbündnis thematisch, welches den Patienten als Aushand-lungspartner bzw. als autonome Person anerkennt" (Hutwelker, 2005, S. 151). Darüber hinaus birgt diese Art der Strategie die Gefahr des naiven Unterlas-sens spezifischer pflegerisch-intentionaler Pflegehandlungen und zur Tendenz der Unterpflege, die sich in Form einer Verrichtungsorientierung und Abstrichen der Pflegequalität festmachen lässt (Wittneben, 2003; Kersting, 2016; Institut DGB-Index Gute Arbeit, 2018; Schmucker, 2020). Demnach bedeutet Prioritä-ten setzen im Umkehrschluss „jedoch Abstriche an den Maßnahmen und damit an der Pflege zu machen. Und das heißt streng genommen, *es werden erforder-liche Maßnahmen nicht durchgeführt* [...]" (Kersting, 2016, S. 11, eig. Herv.). Dies geht dabei „auf Kosten von PatientInnen, KlientInnen und deren Angehö-rigen" (Institut DGB-Index Gute Arbeit, 2018, S. 16 f.). An dieser Stelle ist die Tendenz einer Patientenignorierung laut Wittneben (2003) bereits evident: „In der Form der Unterpflege kann die *Tendenz zur Patientenignorierung* durch das Unterlassen spezifischer pflegerisch-intentionaler Handlungen gekennzeich-net sein. [...] Unterlassenen fremdpflegerischen Akten der Pflegenden eignet, dass sie selbstpflegerische Handlungen der Gepflegten bestenfalls schwächen und schlimmstenfalls verhindern" (Wittneben, 2003, S. 64 f., eig. Herv.). Zudem wird auf diese Weise durch die Güteabwägung resp. Prioritätssetzung der Pflegekräfte eine potenzielle Folgebeschädigung der *„somato-psycho-sozialen Integrität des einzelnen konkreten Lebens"* (Oevermann, 2005, S. 23, Herv. i. Orig.) unwillent-lich und/oder unmerklich in Kauf genommen. „Die Schwierigkeit liegt vielmehr

darin, dass zwischen dem Schaden jeder einzelnen Person und dem Schaden auch möglicher Anderer abgewogen werden muss" (Blättner & Freytag, 2021, S. 85). Dies steht jedoch im Widerspruch zu Oevermanns (1996) Garantie, dass Beschädigungen auf Seiten des Therapeuten resp. Pflegenden nicht ins Spiel kommen (Oevermann, 1996). Somit protegieren und begünstigen die ambivalenten Arbeitsbedingungen eine patientenignorierende und deprofessionelle Pflege, die durch die Pflegekräfte als eine vermeintliche Strategie zur Auflösung aufgefasst und im Pflegehandeln performativ reproduziert wird (Kersting, 2016, 2019). Es kommt zur Normalisierung einer patientenignorierenden Pflege im therapeutischen Arbeitsbündnis, die eine deprofessionelle Berufswirklichkeit weiter unterhält. Der nötige Patientenkontakt und das damit einhergehende hermeneutische Fallverstehen erscheint durch Zeitdruck, Arbeitsverdichtung und Personalmangel trotz Prioritätssetzung auch hier weiterhin weniger (Wolf & Vogd, 2018; Bobbert, 2019) möglich: „dann «*muss man schon mal Abstriche machen*». Es bleibt «*einem ja gar nichts übrig, weil man ja zu viele Patienten hat, die man versorgen muss*»" (Kersting, 2019, S. 171, Zitat eines Probanden). Unterdies bleibt ebenso ein ethischer Fallbezug gemäß des TraPs nach Borgetto (1996), der im Sinne Oevermanns (1996) eine „Aufrechterhaltung und Gewährleistung von leiblicher und psychosozialer Integrität des einzelnen im Sinne eines geltenden Entwurfs der Würde des Menschen" (Oevermann, 1996, S. 88) im Fokus hat, limitiert. „Kennzeichnend, so lassen sich vorliegende Befunde zusammenfassen, für Qualitätsmängel in der Pflege ist eine Distanz des Pflegepersonals zu Patienten, die ihren Ausdruck vor allem in einem unzureichenden Eingehen auf psychosoziale Bedürfnisse der Patienten findet" (Wittneben, 2003, S. 1).

2) „Die Suche nach *guten* Kompromissen" (Kersting & Meisterernst, 2020, S. 71, Herv. i. Org.):
Pflegekräfte versuchen durch die zeitgleiche Vermittlung zwischen funktionsrationalen Arbeitsanforderungen (z. B. zügiges Arbeiten) und einer Zuwendung der Patientenbedürfnisse im Kontext des therapeutischen Arbeitsbündnisses Kompromisse einzugehen. Dabei zeichnen sich die Kompromisse dadurch aus, dass zwei sich divergierende Positionen einander annähern, wobei es zu Zugeständnissen auf jeder der beiden Seiten kommt (Kersting, 2016, 2019). Die hier aufgezeigte Sichtweise auf Kompromisse impliziert jedoch, dass auch hier ein *Abwägen* zwischen professioneller Pflegehandlung bzw. Normerfüllung und Funktionsrationalität erfolgt (Kersting, 2016, 2019), die die strukturellen betrieblichen resp. ökonomischen Zwänge nicht imstande ist aufzulösen (Kersting, 2019). Demzufolge „handelt [es] sich also gar nicht um Kompromisse, sondern um *Abstriche bei der Pflege* unter dem Deckmantel eines Kompromisses" (Kersting, 2016, S. 11,

eig. Herv.). Dabei gerät den Pflegekräften aus dem Blick, dass alle Patienten *gleichermaßen* in ihren Selbstpflegedefiziten und -erfordernissen zu versorgen und zu betreuen sind (Kersting & Meisterernst, 2020; Wittneben, 2003). Ebenso sollen auch die leiblichen und/oder psychosozialen Beschädigungen ihrer autonomen Lebenspraxis gleichermaßen beseitigt oder gemildert werden (Oevermann, 1996). Eine patientenignorierende Unterpflege durch Abwägung, die ein Unterlassen spezifischer pflegerisch-intentionaler Handlungen inkludiert und dadurch selbstpflegerische Potentiale der Gepflegten schwächt oder sogar verhindert (Wittneben, 2003), kann entsprechend zur bereits vorgestellten ersten Strategie in gleicher Weise auch hier wahrgenommen werden: *„«Ja natürlich muss das* [die Arbeit, K.K.] *zügig vonstatten gehen, aber darunter darf die Patientenversorgung nicht leiden. [...] Man sollte dabei vielleicht nicht ganz so viel auf die Selbstständigkeit des Patienten achten und ein bisschen was übernehmen. Nicht ganz vernachlässigen, aber damit es schneller geht»"* (Kersting, 2019, S. 180, Zitat eines Probanden). Im Hinblick darauf werden dem Patienten – wenn auch ungewollt – Aktivitäten oder Handlungen abgenommen, zu diesen dieser mit einer einhergehenden Anstrengung und dem damit verbundenen Zeitbedarf selber fähig wäre (Grundke, 2009). Dies kann gerade bezüglich „auf die aktivierende Pflege oder gar im Hinblick auf das eigeninitiative Management der Krankheitsverlaufskurve durch den Pflegebedürftigen äußerst problematisch sein, denn er lernt dann nicht die körperlichen Beschwerlichkeiten zu überwinden und selber herauszufinden was er leisten kann" (Grundke, 2009, S. 191). Dabei kann die geliehene Autonomie so früh und soweit es möglich ist nicht an das Subjekt zurückgegeben werden (Raven, 2007). „Misslingt dieser Rückzug aus der helfenden Beziehung, nimmt gewissermaßen ein iatrogener Prozess seinen Ausgang und [die] stellvertretende Krisenbewältigung mündet selbst in eine Krise" (Raven, 2007, S. 206). Im Ergebnis erhält dann der Patient selbst die pflegerische Hilfe in einer Art und Weise, dass das, was von ihm nicht mehr selbstständig geleistet und gekonnt werden kann, von den Pflegekräften standardgemäß übernommen wird (Hutwelker, 2005) „[...] und die geleistete Hilfe schließlich nur noch als ein Helfen im Sinne eines abhängigkeitsfördernden Intervenieren beschrieben werden kann" (Hutwelker, 2005, S. 147 f.). Dies jedoch macht „den Klienten als hilfsbedürftigen abhängig und zerstört in dem Maße dessen Autonomie, um deren Wiederherstellung es doch gerade gehen muß [*sic*]" (Oevermann, 2005, S. 25). Dabei werden Patienten als selbstverantwortliche und sich selbst bestimmende, selbstpflegekompetente Subjekte im therapeutischen Arbeitsbündnis nicht erkannt und ein defizitäres und somit patientenignorierendes Patientenbild (Wittneben, 2003) unwillentlich durch eine deprofessionelle Berufswirklichkeit protegiert.

Eine handlungsorientierte bzw. emanzipatorische Pflege, die eine verhaltensorientierte bzw. adaptorische patientenorientierte Pflege zur Zielsetzung hat, wird dadurch verunmöglicht (Wittneben, 2003; Wolf & Vogd, 2018). Unbedingtes Ziel also muss es sein, „die Selbstheilungspotentiale des Klienten im Verlaufe der Behandlung so zu wecken, daß [*sic*] er im Sinne der Selbsthilfe [im therapeutischen Arbeitsbündnis] beteiligt ist" (Oevermann, 2005, S. 25). Demnach bedarf es auch nach Wittneben (2003) ausreichendes Selbstpflege-Handlungsvermögen der Gepflegten, die „nicht mehr so selbstverständlich ignoriert werden können" (Wittneben, 2003, S. 65 f.), wodurch eine höhere Stufe der Sicherung der Qualität der Pflege erreicht werden kann (Wittneben, 2003). Des Weiteren birgt diese Strategie die Gefahr, dem Patienten B im Gegensatz zum Patienten A durch Abstriche nunmehr weniger pflegerische-intentionale Zuwendung zu schenken und dadurch lediglich gewisse pflegerische Tätigkeiten an ihm zu berücksichtigen (Kersting & Meisterernst, 2020; Weidner, 2020; Wittneben, 2003), eine ganzheitliche Würdigung und Krisenbearbeitung der Pflegekraft zur Versorgung anvertrauten Pflegefälle (Dörge, 2017) zu konterkarieren und/oder zu verhindern: „So schlägt der Proband [...] vor, sich an einem Tag für den einen Patienten mehr Zeit zu nehmen als für einen anderen Patienten. Frau X beispielsweise wird heute intensiv betreut, Herr Y morgen" (Kersting, 2019, S. 180). In Anbetracht dessen wird die Pflegekraft auch hier keine bestmögliche Problemlösung (Dörge, 2017; Borgetto, 2017) im Sinne einer wissenschaftlichen, interventionspraktischen und ethischen Habitus basierenden stellvertretenden Krisenbewältigung (Borgetto, 2017) allen ihren Patienten in gleicher Weiße anbieten können. Wäre dies möglich, so wäre das persistierende strategische Abwägen von Pflegemaßnahmen (Kersting, 2019) im „Deckmantel eines Kompromisses" (Kersting, 2016, S. 11) im Pflegealltag jedoch obsolet. Auch droht hier die Pflegebeziehung aufgrund von Zugeständnissen auf Seiten einer „eng definierten Effizienz und damit zu einer Orientierung an den genauen Zeitkontingenten für die Arbeitsabläufe innerhalb der Stationsroutine[n]" (Grundke, 2009, S. 191) in asymmetrische Beziehungsgestaltungen wegzubrechen (Pfadenhauer, 2003; Borgetto, 2017). In solch „einer Orientierung an der betrieblichen Ablauforganisation bestimmen strukturelle Zwänge die pflegerischen Handlungen und schaffen Bedingungen, unter denen Patientenrechte und -bedürfnisse tatsächlich ignoriert werden" (Wittneben, 2003, S. 106). Insgesamt können die hier gemachten Kompromisse der Pflegekräfte, die einer „Funktionalität Rechnung tragen" (Kersting, 2016, S. 11), als Zugeständnisse einer „Deprofessionalisierungstendenz der stationären Pflegearbeit" (Grundke, 2009, S. 193) im Kontext einer normalisierenden Patientenignorierung expliziert werden.

3) „Das Hochhalten der Kollegialität und des Teams" (Kersting, 2020 & Meisterernst, 2020, S. 71):
Die gute Atmosphäre in der Zusammenarbeit im Pflegeteam wird von den Pflegekräften als eine Möglichkeit zur Auflösung der konfliktreichen und deprofessionellen Pflegesituationen interpretiert. So ermöglicht das Hand-in-Hand-Arbeiten aus ihrer Sicht die personellen Engpässe zu kompensieren. Ist die Stimmung im Pflegealltag gut und eine gegenseitige kollegiale Unterstützung gegeben, so macht nicht nur das Arbeiten Spaß (Kersting, 2016, 2019; Kersting, 2020 & Meisterernst), sondern trägt dazu bei, dass sich die Pflegekräfte, auch bei Krankheit, nicht so schnell arbeitsunfähig melden (Kersting & Meisterernst, 2020). Allerdings unterliegt diese Strategie laut Kersting (2016, 2019) einem Trugschluss: „Auch wenn nach dem subjektiven Empfinden der Pflegenden dadurch die Arbeitsbelastung als geringer eingeschätzt wird, bzw. sie die Fülle der Aufgaben besser bewältigen können, *so wird der Arbeitsanfall selbst dadurch nicht geringer*" (Kersting, 2019, S. 174, eig. Herv.). Demnach drohen in Anlehnung an Siegrist (2005) Gratifikationskrisen lediglich längere Zeit in Kauf genommen und nach hinten verschoben zu werden (Siegrist, 2005).

«Und dann gibt's wieder Stationen, wo die Leute untereinander gut klarkommen, dass die sagen, komm das schaffen wir auch zu dritt. [...] Wenn die Leute untereinander gut klarkommen, ist die Absprache doch schon so, dass die Leute auch sagen: Hör mal, ich hab zwar heute Husten, ich könnte schön zu Hause bleiben, aber es ist so viel zu tun, und kommen dann trotzdem.» (Kersting, 2019, S. 173, Zitat eines Probanden)

Oftmals werden den Pflegekräften die schlechten strukturellen „Rahmenbedingungen der Pflege wie Zeitdruck und Personalmangel, die mit den skizzierten Deprofessionalisierungstendenzen oftmals systematisch verbunden sind" (Grundke, 2009, S. 199), durch reflexives Nachdenken im Kontext einer (aufgeschobenen) Begründungsverpflichtung und Fallrekonstruktion (Oevermann, 1996; Borgetto, 2017) doch noch bewusst (Grundke, 2009). Dies wiederum „spitzt die Situation der psychischen Erschöpfung der Pflegekraft weiter zu. Die Folgen daraus können das berufliche Selbstverständnis und die Identifizierung mit dem Pflegeberuf stark erschüttern" (Grundke, 2009, S. 199). Weiterhin bleibt in konkreten Pflegesituationen, in denen entschieden werden muss, inwieweit und in welchem zeitlichen Umfang auf Patienten eingegangen werden kann, der Konflikt bestehen (Kersting, 2019) und eine deprofessionelle Berufswirklichkeit, wie sie bereits vorgestellt wurde, weiterhin manifest. Problematisch wird es, wenn man für die Aufrechterhaltung einer guten Teamatmosphäre sich beim eigenen Patienten ‚beeilt', „weil die Kollegen bei ihren Aufgaben unterstützt werden sollen" (Kersting, 2019, S. 174). Dies würde allerdings dazu führen können, dass der

Leidensdruck des anvertrauten Patienten und die Bereitschaf, *‚alles' zu tun, um die ‚Störung' zu beseitigen* (Garz & Raven, 2015), nicht im gewünschten Maße erfüllt werden kann. Wenngleich die Bedeutung von Supervision und guter Teamarbeit für eine partielle Verbesserung der pflegerischen Praxis nicht in Frage gestellt werden kann, so birgt sie jedoch Gefahr eines Rückzugs auf das eigene Pflegeteam, wodurch ein defensiver Stil gegenüber der Bewältigung realer komplexer Krisen (wie z. B. durch einen stark pflegebedürftigen und zeitaufwendigen Patienten) entstehen kann (Wittneben, 2003). Bereits hier ist laut Wittneben (2003) eine Tendenz einer Patientenignorierung gegeben (Wittneben, 2003). Zudem ist eine Realisierung notwendiger Rahmenbedingungen und Voraussetzungen für professionelles Handeln gemäß des TraPs nach Borgetto (2017) lediglich durch Einsatz verhaltenspräventiver Konzepte (gute Teamarbeit und Kollegialität) nur sehr bedingt möglich, wodurch sich dieses Dilemma durch punktuelle Maßnahmen nicht auflösen lassen wird (Schmucker, 2020). „Die Lösung, der derzeitig angespannten Situation in der deutschen Krankenpflege zu begegnen, liegt demnach nicht in einem einzelnen Konzept, sondern darin, ein Bündel an Maßnahmen zusammenzustellen, welches auf die jeweiligen Bedürfnisse der einzelnen Krankenhäuser [und Pflegeeinrichtungen] abgestimmt ist" (Zander & Busse, 2017, S. 137). So darf in diesem Zusammenhang pointiert festgehalten werden: *„Ein unterbesetztes Team bleibt jedoch auch gut gelaunt unterbesetzt"* (Kersting & Meisterernst, 2020, S. 71, eig. Herv.).

4) „Verbesserung der Arbeitsorganisation" (Kersting, 2016, S. 12):
Die Pflegekräfte gehen in dieser Strategie fest davon aus, dass durch bloße Verbesserung und Effizienzoptimierung der Arbeitsorganisation und -abläufe dem professionellen und patientenorientierten Handlungsanspruch einer ganzheitlichen und inhärenten Würdigung des individuellen Falls unter der Prämisse einer bestmöglichen Problembearbeitung von Selbstpflegedefiziten (Kersting, 2016, 2019; Dörge, 2017; Borgetto, 2017; Wittneben, 2003) dennoch entsprochen werden kann. Eine strukturell normverletzende Pflegepraxis, die innerhalb der gegebenen Rahmenbedingungen keine professionelle und patientenorientierte Handlungswirklichkeit zulässt (Kersting, 2016, 2019; Wolf & Vogd, 2018; Grundke, 2009) (siehe auch Abschn. 4.3), wird von den Pflegekräften in ihrer Fallrekonstruktion des therapeutischen Settings (Oevermann, 1981b; Helsper et al., 2000) in ihrer Reziprozität nicht erkannt (Kersting, 2016, 2019), sondern „die falsche Praxis [als lösbar] idealisiert" (Kersting, 2016, S. 12). Unterdessen werden Vorschläge für Zersplitterung pflegerischer Prozessarbeit und die Verschiebung pflegerisch-intentionaler Handlungen an anderen Zeitpunkten als optimale Lösungen gleichwertig in Erwägung gezogen (Kersting, 2016, 2019). Dabei wird in

einigen Fällen eine vermeintliche Selbstversorgung und Unabhängigkeit der Patienten anvisiert, die laut Kersting (2019) vielmehr eine ‚Beschäftigung' und ein partielles aktives Einbeziehen darstellen (Kersting, 2019), wodurch „die Pflegenden zusätzlich in dieser Zeit anderen Aufgaben nachgehen" (Kersting, 2019, S. 179) können. In diesem Fall ist es eher fraglich, inwiefern eine handlungsorientierte Pflege, die vor allem auf die Selbstpflegehandlungen ihrer Patienten bezogen ist, (Wittneben, 2003) verwirklicht werden kann. Die vielfältigen Optimierungsmöglichkeiten, die die Pflegekräfte benennen, führen zudem auch nicht dazu, dass sie mit voller Gewissheit sagen können, welche Maßnahme nun tatsächlich eine bessere Vorgehensweise darstellt (Kersting, 2016, 2019): „«*Ich würde [sagen, K. K.], die beiden, die zu zweit losgehen, ähm, gehen auch betten und danach zu dieser Frau M. Oder vorher. Oder mittendrin oder so. Irgendwie. (Seufzt) Würd' ich sagen»*" (Kersting, 2019, S. 177, Zitat eines Probanden). Ob nun dadurch ein „Ringen um eine bestmögliche Problemlösung" (Borgetto, 2017, S. 144) im Kontext einer in definierten Prozessschritten angestrebten stellvertretenden Krisenbewältigung (Borgetto, 2017) ohne eine Folgebeschädigung der somato-psycho-sozialen Integrität in Kauf zu nehmen (Oevermann, 1996, 2005) erreicht werden kann, ist eher unwahrscheinlich. Dennoch ist im Bewusstsein der Pflegekräfte damit der Widerspruch erfolgreich aufgelöst und folglich nicht mehr bearbeitungsbedürftig (Kersting, 2016, 2019). *Der Garant für die Stabilisierung und Prozessierung einer deprofessionellen Berufswirklichkeit ist somit – wenn auch ungewollt – gelegt.*

5) „Routine und Erfahrung" (Kersting, 2016, S. 11):
Pflegekräfte erwerben im Laufe ihrer Berufssozialisation feste handwerksmäßige gewandte Routinen und Erfahrungen, die als Grundlage für Entscheidungen, auf welche Pflegemaßnahmen man verzichten kann, ohne dem Patienten dabei zu schaden, herangezogen werden. Dabei wird die Maxime einer Benefizienz durch die der Non-Malefizienz ersetzt (Kersting, 2016, 2019): „Das Gute wird nicht mehr direkt angestrebt, sondern mittelbar durch eine Verhinderung des Schlechten. Patientenorientierung ist dann darauf ausgerichtet, niemandem zu schaden" (Kersting, 2016, S. 12). In diesem Zusammenhang können bereits potentielle Folgeprobleme, die eine professionelle (Pflege-)Handlung gemäß Borgetto (2017) und Oevermann (1996) verhindern, vorgefunden werden. So stellt sich zum einen die Frage auf, inwiefern eine wissenschaftliche Begründungsverpflichtung, die die Aufgabe hat, überholte, routinierte oder erfahrungsbezogene Maßnahmen zu eruieren und zu evaluieren, verwirklicht wird, wenn auf ‚standardisierte Rezepte' (Oevermann, 1996) von interner Evidenz (Behrens & Langer, 2019) im Kontext des therapeutischen Arbeitsbündnisses wiederkehrend zurückgegriffen wird? So

konstatiert auch Oevermann (1996) in diesem Fall folgendes inhärentes Prinzip professionalisierten Handelns:

> Ihr entspricht, daß Therapie als professionalisierte, in sich autonome Praxis sich nicht durch die Implementation von feststehenden Programmen und nicht durch die Subsumtion unter schematisierte oder standardisierte Rezepte realisiert, sondern durch den Vollzug einer lebendigen, zukunftsoffenen Beziehung in einem Arbeitsbündnis zwischen ganzen Menschen. (Oevermann, 1996, S. 122)

So misslingt Pflege als Leistung für einen Patienten, wenn diese auf die Anwendung standardisierter Arbeitsabläufe und *handwerklicher Routinen* reduziert wird, die zudem unter dem Diktat ökonomischer Imperative bemäntelt ist (Raven, 2007). Gelingt diese Rückübersetzung standardisierter Routinen und Wissensbestände, entsteht zugleich eine mit dem Gelingen einhergehende Gefahr des Abhängigwerdens und einer Reduktion des Fallverstehens des in die Lebenskrise geratenden Patienten (Garz & Raven, 2015). Es ist vielmehr notwendig, standardisierte ingenieuriale Wissenskomponenten (Theorieverstehen) und nichtstandardisierbare Fallkomponenten (Fallverstehen) auf die je konkrete Lebenslage des Patienten adaptiv zu beziehen (Oevermann, 1996; Raven, 2007; Weidner, 2020). Demnach muss die Pflegekraft vielmehr die ihr bekannten (standardisierten) prozeduralen Routinemaßnahmen gemäß der rekonstruierten Spezifik des Falles stets neu modifizieren (Garz & Raven, 2015). Anders gesagt, sie muss Standardmaßnahmen, damit sie „wirksam greifen [...], in den konkreten lebensgeschichtlichen Zusammenhang des Klienten" (Oevermann, 2005, S. 25) rückübersetzen (Garz & Raven, 2015). Dabei muss die Pflegehandlung stets „beschrieben, evaluiert und auf eine wissenschaftliche Basis gestellt werden" (Hutwelker, 2005, S. 158). Dies kostet Zeit und gemäß Borgetto (2017) ausreichendes, akademisches (Pflege-)Personal, was die jeweilige deprofessionelle Berufswirklichkeit gegenwärtig nicht bieten kann. Zum anderen wird diese Strategie dem Anspruch einer ethischen Habitus basierenden und am gemeinwohlorientierten stellvertretenden Krisenbewältigung (Borgetto, 2017), die vordergründlich das bloße ‚Nicht-Schaden-wollen' im Fokus hat, weiterhin nicht gerecht. Auch kann ihr keine patientenorientierte Haltung, die den ganzen Menschen mit seiner Gesamtheit an Selbstpflegeerfordernissen und -defiziten in Betracht zieht (Wittneben, 2003; Weidner, 2020), konzediert werden. Es kommt auch hier zur normalisierenden Patientenignorierung.

Ähnlich wie bei der ‚Idealisierung der falschen Praxis', erkennen die Pflegekräfte beim nachstehenden Verdichtungstyp ‚Kompensation für falsche Praxis' (siehe Abb. 4.1) auch hier die Ambivalenz zwischen dem normativen

Anspruch einer patientenorientierten Pflegepraxis und den herrschenden inhibierenden Bedingungen des Berufsalltags, die die Norm einer ganzheitlichen Pflege verhindert (Kersting, 2019). Obgleich der normative Anspruch und die damit inkludierte Erwartung einer interventionspraktischen, ethischen und wissenschaftlichen Performanz (Borgetto, 2017) phänomenologisch auch weiterhin uneinlösbar erscheint, wird die Notwendigkeit in einem kompensatorischen Vermittlungsakt gesehen, der wiederum auf eine Adaption an die deprofessionelle Berufswirklichkeit abzielt (Kersting, 2019). „Im Bewusstsein der Grenzen, die einer praktischen Verwirklichung der Norm gesetzt sind, werden dennoch Versuche unternommen, der Norm zur Geltung zu verhelfen" (Kersting, 2019, S. 187). Anders jedoch wie bei der Idealisierung falscher Praxis werden die fünf Strategien, die eine Synthese resp. Symbiose von Funktionsrationalität und handlungsinhärenten Professionsnormen zum Ziel haben, als nicht hinreichend dafür angesehen, das intendierte Ziel professionalisierten Pflegehandelns zu verwirklichen. Es bleibt eine Sensibilität, resultierend aus dem Unbehagen gegenüber einer defizitären ‚Mängelpraxis' (Kersting, 2016, 2019), für das Scheitern der genannten Strategien, die die deprofessionelle Berufswirklichkeit nicht aufzulösen vermag (Kersting, 2019). Dieses in immer größerem Ausmaße „offensichtlich zutage tretende und in der Alltagspraxis regelhaft erfahrene Missverhältnis zwischen dem professionellen Anspruch und den gestiegenen Anforderungen einerseits und andererseits unter den zunehmend als restriktiv wahrgenommenen Bedingungen, diesem gerecht werden bzw. realisieren zu können, ist [den Pflegekräften hierbei] offensichtlich" (Greß & Stegmüller, 2016, S. 18). Somit rückt eine realitätsnahe stellvertretende Deutung bzw. Rekonstruktion des therapeutischen Settings (Helsper et al., 2000) in den Vordergrund, die die divergierende Strukturgesetzlichkeit im therapeutischen Arbeitsbündnis aufdeckt. Nichtsdestotrotz suchen die Pflegekräfte nach Möglichkeiten innerhalb der determinierenden divergierenden Strukturen, zumindest die Normerfüllung in dem Bewusstsein auszugleichen bzw. sich ihnen anzunähern, wobei ihnen dies allenfalls nur temporär gelingen kann (Kersting, 2019). An dieser Stelle stellt sich in Bezug zu Oevermann (1996) und Borgetto (2017) die Frage, ob damit die Voraussetzung für professionelles (Pflege-)Handeln im Kompensationsakt zeitweise als erfüllt angesehen werden kann. Immerhin wäre eine temporäre Realisierung einer patientenorientierten Pflege auch hier vorstellbar. Andererseits bleibt im Kontext des kompensatorischen Vermittlungsversuchs der Pflegekräfte neben dem Rückgriff auf erfahrungswissenschaftlicher Begründungsbasen oder subjektives Laienwissen (Dörge, 2017) wohl der Einsatz wissenschaftlich basierter Erkenntnisse in der Begründungsverpflichtung, „die immer einer wissenschaftlich reflektierten Begründung bedürfen" (Dörge, 2017, S. 47) weiterhin größtenteils aus. Dabei

„bedeutet eine professionalisierte Pflege, wissenschaftliches Wissen hermeneu-
tisch anwenden zu können" (Gaidys, 2021, S. 80). Grund hierfür ist die bereits
beschriebene marginale Etablierung wissenschaftlicher Institutionen, die eine
Inkorporation kulturellen Kapitals (Bourdieu, 1983) in Form von wissenschaftlichen Fertigkeiten und Fähigkeiten ermöglichen würde.[6] Demnach beinhaltet auch
eine erfolgreiche *postulierte* temporäre Kompensationsleistung (Kersting, 2019),
die womöglich vielmehr einen Rückgriff auf interne Evidenz oder bereits in
Geltungskrisen gearteten Regelwissensbeständen (Garz & Raven, 2015) erlaubt,
noch keine entsprechende wissenschaftlich basierende stellvertretende Krisenbewältigung (Borgetto, 2017), die sich in einem wissenschaftlichen Diskurs
performativ bemerkbar macht. Dies wäre jedoch gemäß Oevermann (1996)
im Sinne einer doppelten handlungsinhärenten Professionalisierung notwendig
(Oevermann, 1996; Borgetto, 2017): „Die auf den Focus von Therapie bezogenen
Professionen sind demnach in einer *doppelten Weise professionalisiert. Sie sind
zum einen professionalisiert hinsichtlich der Einübung in den wissenschaftlichen
Diskurs*" (Oevermann, 1996, S. 124, Herv. i. Org.) „und in der therapeutischen
Anwendung der wissenschaftlichen Erkenntnisbasis" (Borgetto, 2017, S. 162) in
einem konkreten, praktischen und personalisierten Arbeitsbündnis zum Patienten
(Oevermann, 1996). „Diese Professionalisierung teilen sie mit *allen akademischen
Berufen*" (Oevermann, 1996, S. 124, eig. Herv.). Somit stellt ein hoher „Grad der
Verwissenschaftlichung […] *ein* konstitutives Merkmal für eine professionelle
Praxis" (Borgetto, 2017, S. 153) dar. Eine andere Barriere, die die Umsetzung
einer dennoch denkbaren partiellen evidenzbasierten Forschungsanwendung im
Vermittlungsakt verhindern könnte, wäre der vorhandene Zeitmangel bzw. -druck[7]
und Personalmangel, der für die deprofessionelle Berufswirklichkeit konstitutiv
ist; „es sich also um die Problematik eines praktischen Theorie-Praxis-Transfers
handelt (Dörge, 2017, S. 122). Darüber hinaus ist den Pflegekräften bewusst,
dass eine zeitweise gelingende patientenorientierte Pflegepraxis (Kersting, 2019)
unter dem herrschenden Ökonomisierungsdruck, der eine Erosion berufsethischer
Handlungsebenen und in seiner Folge zu moralischen Dissonanz und Gewissensstress beiträgt (Hien, 2017), nicht systematisch durchsetz- und aushaltbar
ist (Kersting, 2019). Somit bleibt die Kompensation immer eine Kompensation

---

[6] Wäre dies im Kontext der beruflichen Pflegeausbildung (gemäß DQR 4) gegenwärtig gegeben, so wäre die Debatte um die Forderung für (mehr) primärqualifizierende Studiengänge
für die patientennahe Pflege dringendst obsolet.

[7] So gaben beispielsweise im Rahmen einer Befragung eines Universitätsklinikums in Österreich (N = 1023) rund 69,9 % der diplomierten Pflegefachkräfte an, aufgrund mangelnder
Zeitkapazität (als Hauptursache) keine Forschungsanwendung im therapeutischen Arbeitsbündnis verwirklichen zu können (siehe hierzu Breimaier et al., 2011).

für eine schlechte und patientenignorierende Versorgungspraxis (Kersting, 2019) resp. deprofessionelle Handlungspraxis.

Mit entsprechenden Argumenten ausgestattet und nicht bereit, sich einer deprofessionellen Berufswirklichkeit, die professionsinhärenten und patientenorientierten Merkmalen entgegensteht, zu unterwerfen, können Pflegekräfte mit einer ‚individuellen Auflösung' (siehe Abb. 4.1) reagieren. Dabei wird in erster Linie eine *subjektive Auflösung* auf Seiten des normativen Anspruchs verfolgt. Auch hier erkennen die Pflegekräfte, dass die deprofessionelle Berufswirklichkeit ein Verhalten erfordert macht, das mit der Norm einer patientenorientierten Pflege nicht in Einklang zu bringen ist. Folglich wird auch hier das therapeutische Setting, wie bereits in der Kompensation für falsche Praxis, in seinem ambivalenten Zusammenhang im Großteil erkannt. Dabei verweigert sich die Pflegekraft, sofern eine unweigerliche Normverletzung beim eigenen Patienten gesehen wird. Die Umstände, die eine Befolgung des Pflegehandelns an der Funktionsrationalität der deprofessionellen Berufspraxis abverlangen, werden ignoriert. Leitend für das eigene Pflegehandeln ist die normative Vorstellung und das Pflichtgefühl für den eigenen Patienten, dennoch eine patientenorientierte Pflege zu ermöglichen (Kersting, 2019). „Dabei wird ausgeblendet, dass dies nur möglich ist, weil sich andere Mitarbeiter an der Funktionalität der Arbeitsabläufe orientieren. Quasi auf Kosten der Kollegen und den ihnen anvertrauten Patienten kann so eine patientenorientierte Pflege für einzelne realisiert werden" (Kersting, 2019, S. 227). Demnach werden andere Patienten als die, die die entsprechende Pflegekraft versorgt, nicht in die Lösung, die stets eine individuelle ist, einbezogen. Demzufolge erfolgt an ihnen keine patientenorientierte Pflege, die ein unmittelbares Befassen aller anvertrauten Patienten in gleicher Weise (Wittneben, 2003) bedeuten würde (Kersting, 2019). Obschon eine patientenorientierte Pflege in punktuellen Einzelfällen erreicht oder angebahnt werden kann, so bleibt sie in der Anwendung wissenschaftlichen Wissens im Kontext hermeneutischen Fallverstehens, wie sie bereits für die Kompensation falscher Praxis beschrieben werden konnte, weiterhin zurück. Auch in dem Moment, wenn der Anspruch einer *kollektiven Lösung für alle Patienten* eingeklagt werden würde, so würde diese Möglichkeit einer ‚gelungenen Konfliktbearbeitung' wohl in sich zusammenfallen (Kersting, 2019), „weil mit ihr die Funktionalität der Institution nicht gesichert ist" (Kersting, 2019, S. 192). Objektiv betrachtet kann diese Reaktionsform lediglich eine auf Einzelpersonen bezogene Strategie sein, weil die Berufswirklichkeit unter den gegebenen deprofessionellen Bedingungen ein generelles Ausrichten des Pflegehandelns an der patientenorientierten Norm für alle nicht möglich macht (Kersting, 2019).

Zusammenfassend kann bisher festgehalten werden, dass trotz des Festhaltens an dem Anspruch einer professionalisierten und patientenorientierten Pflege, Pflegekräfte durch den Einsatz diverser Strategien und vermeintlichen Handlungsalternativen den hohen professionssoziologischen Anspruch des TraPs nach Borgetto (2017) und des Professionsansatzes nach Oevermann (1996) dennoch unterlaufen, indem sie die ‚falsche Praxis', die die deprofessionelle Berufswirklichkeit repräsentiert, als lösbaren Rahmen für Verbesserungen weiterhin – auch wenn unmerklich – protegieren (Kersting, 2016, 2019; Kersting & Meisterernst, 2020; Borgetto, 2017; Wolf & Vogd, 2018). Dabei eint allen Bewältigungsstrategien direkt oder auch indirekt der misslingende Versuch den normativen Anspruch einer professionellen und patientenorientierten Pflegearbeit und die Bedingungen einer deprofessionellen Berufswirklichkeit doch noch in Einklang zu bringen (Kersting, 2019), wodurch Abstriche in Form des Unterlassens spezifischer intentionaler Pflegehandlungen (Wittneben, 2003) sich in verschiedensten Abstraktionsniveaus mehr oder weniger in ihrer Performanz zeigen. *Somit gehören Abstriche an der Patientenorientierung und damit auch Abstriche an eine „entsprechenden wissenschaftlichen, interventionspraktischen und ethischen Habitus basierende […] stellvertretende Krisenbewältigung" (Borgetto, 2017, S. 176, eig. Herv.) im Kontext ihrer moralischen Desensibilisierung zur Normalität in ihrem Pflegealltag, die als Garant für die Stabilisierung und Prozessierung einer deprofessionellen Berufswirklichkeit expliziert werden kann* (Kersting, 2016, 2019, 2020a, 2020b; Kersting & Meisterernst, 2020; Borgetto, 2017).

5.4   Einsicht in Kälte als Einsicht in eine rudimentäre Patientenorientierung

Der Widerspruch zwischen Normerfüllung resp. professioneller Pflegearbeit und betriebsorientierter Funktionsrationalität wird in der Einsicht in die immanente Kälte von den Pflegekräften als unauflösbar erfahren und als strukturell verankert aufgedeckt (Kersting, 2016, 2019). Komparativ zum professionssoziologischen Anspruch gemäß des TraPs nach Borgetto (2017) und dem Professionsansatz nach Oevermann (1996) erfolgt demnach auch die Einsicht in eine unauflösbare deprofessionelle Berufswirklichkeit, die durch die „allgegenwärtige Arbeitsverdichtung aus Sicht der Beschäftigten auf den Stationen zunehmend das professionelle Arbeiten verhindert" (Bräutigam et al., 2014, S. 60). Hierbei wird erkannt, dass das gezeichnete Bild einer professionssoziologischen Perspektive, die um eine bestmögliche Problemlösung am Einzelfall (Borgetto, 2017; Dörge, 2017) ringt, diametral der realen Berufswirklichkeit entgegenläuft (Wolf & Vogd,

2018). Aufgrund dieser Erkenntnis kann es für die Pflegekräfte keine praktikable Lösungsstrategie geben, um die deprofessionelle Berufswirklichkeit und dem ihr innewohnenden Widerspruch aufzuheben (Kersting, 2016, 2019). Eine Verletzung der Norm (Kersting, 2016) und somit auch eine Verletzung des Anspruchs an eine „entsprechenden wissenschaftlichen, interventionspraktischen und ethischen Habitus basierende, am Gemeinwohl orientierte [...] unter Wissenschafts- und Fallbezug erfolgende [...] stellvertretende Krisenbewältigung" (Borgetto, 2017, S. 176) lässt sich im praktischen Arbeiten nicht verhindern (Kersting, 2016). Dabei sehen sie auch keine Möglichkeit in der Realisierung einer generalisierten patientenorientierten Pflege, ohne unter strukturellen Zwängen einer betrieblichen Ablauforientierung bestimmt zu werden (Wittneben, 2003; Kersting, 2016, 2019). Solch eine determinierende Ablauforientierung, „unter denen Patientenrechte und -bedürfnisse tatsächlich ignoriert werden [...], bewegt sich am stärksten in die Nähe der Patientenignorierung" (Wittneben, 2003, S. 106). Die Folge ist nach Kersting (2016, 2019), trotz aller aufgedeckter und aufgebrachter Kritik (Kersting, 2016) im Rahmen ihrer Fallrekonstruktion des ambivalenten therapeutischen Settings (Helsper et al., 2000), ein Hinnehmen des konkreten Handlungsrahmens (Kersting, 2016). „Wie sie jeweils tatsächlich reagieren, das ist dann situationsabhängig. Vorstellbar ist, dass die Pflegenden sich der anderen verschiedenen Reaktionsmuster wechselseitig bedienen" (Kersting, 2016, S. 15). In Anbetracht hierzu kann von einer rudimentären Patientenorientierung gesprochen werden, da dennoch denkbare strategische Versuche zur Erfüllung des Anspruchs von den Pflegekräften unternommen werden, um die Verwirklichung einer Patientenorientierung zumindest zeitweise erfüllen oder sich dieser annähern zu können (Kersting, 2016). Im weiteren Verlauf ihrer moralischen Desensibilisierung regen sich die Pflegekräfte „über nicht erfüllbare Arbeitsanforderungen und moralische Ansprüche nicht mehr auf, sondern stumpfen ab, deuten die Probleme als „kleine Regelverletzungen" um oder *resignieren*" (Bobbert, 2019, S. 297, eig. Herv.):

> «*dann halt einfach arbeiten, aber mir richtig Gedanken darüber machen, das wird erst später kommen. Weil da jetzt irgendwie großartig zu reden darüber halt, das würd' es in der Situation überhaupt nicht bringen*». Und «*irgendwie stellt man sich darauf dann selber so sein*». (Kersting, 2019, S. 193, Zitat eines Probanden)

Resümee

6

Der Dialektik zwischen Sollen und Sein in der Pflege, in der eine deprofessionelle Mängelpraxis bereits konstitutiv ist, wohnt ein unauflösbarer Widerspruch inne, der durch die Pflegekräfte gegenwärtig nicht oder nur bedingt aufgelöst werden kann (Kersting, 2016, 2019, 2020a, 2020b; Wolf & Vogd, 2018; Bräutigam et al., 2014; Grundke, 2009). So verhindert und/oder konterkariert das ökonomische ‚Einsickern' (Becker et al., 2016) die Autonomie professioneller Entscheidungen nachhaltig, wodurch Pflegemaßnahmen im Kontext verschiedenster kälteerzeugender Strategien ergriffen werden, die einen ganzheitlichen Patientenkontakt und damit ein hermeneutisches Fallverstehen zusätzlich einschränken (Wolf & Vogd, 2018; Kersting, 2016, 2019). Demnach hängt die moralische Desensibilisierung, die den pflegerischen Anspruch einer patientenorientierten Pflege gemäß Wittneben (2003) unterwandert (Kersting, 2016, 2019), mit einer deprofessionellen Berufswirklichkeit, die den nötigen Patientenkontakt reduziert und/oder verhindert (Wolf & Vogd, 2018), zusammen. „Die kausale Kette ist evident: Personalabbau, Durchrationalisierung, Zeitstress, zunächst noch Gewissensstress, auf mittlere und längere Sicht aber Burnoutsyndrome wie emotionale Erschöpfung und Depersonalisation, d. h. Gefühlskälte, moralische Gleichgültigkeit und Abstumpfung" (Hien, 2017, S. 74). Mehr noch, die moralische Desensibilisierung der Pflegekräfte unterhält das Prozessieren einer deprofessionellen und patientenignorierenden Handlungspraxis, denn die Regelverletzungen einer Patientenorientierung gelten schließlich als inhärenter Teil der beruflichen Gegebenheit (Bobbert, 2019; Kersting, 2016, 2019). *Somit kann Coolout in der Pflege, solange keine Überwindung erfolgt, als eine inhärente Grundlage einer unauflösbaren deprofessionellen Berufswirklichkeit expliziert werden.* Dabei kann eine professionelle Handlung, basierend auf *„praktisch-technischen, klinisch-pragmatischen und*

C. Berberich, *Deprofessionalisierung der Pflege*,
https://doi.org/10.1007/978-3-658-37623-9_6

ethisch-moralischen Kompetenzen" (Weidner, 2020, S. 328, Herv. i. Orig.), *„unter der Zielsetzung einer bestmöglichen Problemlösung"* (Dörge, 2017, S. 75, Herv. i. Orig.) nicht in einem gewünschten und ausreichenden Maße reproduziert werden. Obschon ein Aufbegehren partielle Verbesserungen erbringen könnte (siehe z. B. Streik in Finnland), so wird dadurch noch keine Gesamtlösung einer ökonomischen Kolonialisierung, die durch wirtschaftlichen Druck, kürzere Liegedauern und einen Anstieg der Fallzahlen charakterisiert ist (Wolf & Vogd, 2018; Mohan, 2019), gesehen. Potentielle Möglichkeiten einer Verbesserung werden von der Berufsgruppe in Form von Gewerkschaftsarbeit bedauerlicherweise nicht erkannt (Springer Medizin, 2018; Schroeder, 2018; Sell, 2021) und somit wesentliche Versuche – seien sie auch nur partiell – nicht angegangen. Hierbei haften dem Verdichtungstyps des ‚Opfers' nach Kersting (2019), der „sich mit seinen Bemühungen um den normativen Anspruch nicht durchsetzen kann" (Kersting, 2019, S. 150) und dem somit nichts anderes übrig bleibt als sich den Gegebenheiten anzupassen (Kersting, 2019), interessante und weiter zu erforschende Parallelen zu einem berufspolitischen ‚Ohnmachtserleben' (Hofmann, 2013) an. Überspitzt hält der gelernte Krankenpfleger und Sozialwissenschaftler Prof. Sell bzgl. der marginalen berufspolitischen Partizipationskultur der Pflegekräfte fest: „Bis heute warten ganz viele Pflegekräfte auf den weißen Ritter aus der Politik, der ihre Probleme löst" (Altenpflege-Online, 2021). Demnach tragen auch Pflegekräfte, möchte man sie gemäß Kant (1784) als mündige, reflektierte Subjekte betrachten, die mit Selbstbestimmung und Eigenverantwortlichkeit ausgestattet sind, eine Mitverantwortung für eine deprofessionelle Berufswirklichkeit. In diesem Zusammenhang darf sich folgender Sentenz bemüht werden: „Sapere aude! Habe Mut, dich deines eigenen Verstandes zu bedienen!" (Kant, 2004, S. 5) Dabei soll das Ziel dieses Mutes darin liegen, „bestenfalls in eine widerständige Bewegung, als Denken eines Weges, der zur Konstruktion von Pflegenden als ethisch und für sich selbst sorgende Subjekte" (Kellner, 2011, S. 418) zu münden. Insgesamt zeigt die Analyse die Diskrepanz zwischen dem professionssoziologischen Anspruch an professioneller Pflegehandlung und dem, was unter den gegebenen Arbeitsbedingungen möglich ist, auf. Das Arbeiten unter ständigem Zeitdruck und unter dem Druck, ökonomische Kennziffern einhalten zu müssen, steht dabei vehement im Widerspruch zum eigenen professionellen Verständnis einer ganzheitlichen ethisch-moralisch verpflichteten Pflegearbeit (Mohr et al., 2020; Becker et al., 2016; Marrs, 2007). „Trotz des Anspruchs an eine professionelle Versorgung ist der Arbeitsalltag geprägt von der ständigen Reaktion auf die Dringlichkeit anfallender Arbeiten, was gleichzeitig die (implizite) Rationierung von Pflegeleistungen für Pflegebedürftige zur Folge hat" (Mohr et al., 2020, S. 208). Mit

Hinblick auf die Verwissenschaftlichung der patientennahen Pflege, die ein konstitutives Merkmal professionellen Handelns darstellt (Oevermann, 1996, 2005; Borgetto, 2017; Dörge, 2009, 2017), kann Folgendes abschließend festgehalten werden, das keiner weiteren Kommentierung bedarf:

> Mit der Integration der Pflege in das Hochschulsystem, so die Folgerung, würden institutionelle Rahmenbedingungen geschaffen zur Weiterentwicklung der Pflegewissenschaft wie zur Etablierung einer wissenschaftlich begründeten praktischen Pflege. Diese Folgerung wäre jedenfalls erwartbar gewesen, hätte man die Erkenntnisse der Professionstheorie radikal zu Ende gedacht. Der Blick auf die Medizin – die bedeutende Referenzdisziplin der sich professionalisierenden Pflege – zeigt dies in aller Konsequenz: *Es gibt keine nichtakademisierte Medizin*, und *wenn die praktische Pflege eine wissenschaftliche Grundlage benötigt, dann ist diese [...] für jede praktische Pflege erforderlich [...]*. Die Anregung, vor allem Studiengänge für Pflegemanagement und Pflegepädagogik einzurichten, *zielte nicht auf eine Akademisierung der praktischen Pflege, sondern auf eine Akademisierung der bereits etablierten Pflegeeliten.* (Bollinger & Grewe, 2002, S. 47, eig. Herv.)

Aus professionssoziologischer Sicht muss dieser Befund zunächst enttäuschen. Wird unter Professionalisierung ein Veränderungs- und Modernisierungsprozess verstanden (Gerlach, 2013), „an dessen Ende ein akademischer Beruf steht, der unter anderem durch eine professionelle Identität der Berufsträger gekennzeichnet ist, so scheint der Prozess der Professionalisierung derzeit mit Sicherheit nicht abgeschlossen" (Gerlach, 2013, S. 237). Es wird sich in Zukunft zeigen müssen, inwieweit eine Akademisierung der Pflege im patientennahen Setting voranschreiten wird, wobei zehn bis 20 % der Pflegekräfte eines Ausbildungsjahrgangs (WS, 2012) eine wünschenswerte aber noch lange keine hinlängliche wissenschaftliche Begründungsverpflichtung gemäß des TraPs nach Borgetto und dem Professionsansatz nach Oevermann (1996) in *allen* therapeutischen Arbeitsbündnissen *zu allen Zeiten* (Oevermann, 1996, 2005) erzielen würde.

Neben der Notwendigkeit zur evidenzbasierten Fundierung pflegerischer Handlungen, ist die Verknüpfung mit einer reflektierten Motivation zur Pflege im Rahmen einer fürsorgerationalen Handlungspraxis ebenso wichtig (Lademann, 2018). „Sorge ohne Wissen ist in der Pflege wirkungslos, aber Wissen, das vom Prinzip der Sorge getrennt ist, kann gefährlich werden" (Mayer, 2016, S. 7). Denn auch zwei akademische Pflegekräfte bleiben nur zwei Pflegekräfte in einer deprofessionellen Berufswirklichkeit, die die unerlässliche Eigenzeit hermeneutischen Fallverstehens untergräbt (Wolf & Vogd, 2018). „Auch wenn die hochschulische Erstausbildung im Regelsystem etabliert wurde, ist sie noch längst nicht Normalität. Vor dem Hintergrund steigender Anforderungen ist in den nächsten Jahren der

Ausbau pflegebezogener Studienplätze *dringend erforderlich*" (Darmann-Finck & Reuschenbach, 2018, S. 168, eig. Herv.).
Zusammenfassend darf somit festgehalten werden:

I. Es lässt sich metatheoretisch und komparativ zu den hier vorgestellten professionssoziologischen Handlungskonzepten nach Borgetto (2017) und Oevermann (1996) verifizieren, *dass die moralische Desensibilisierung als Garant für die Stabilisierung und Prozessierung zu einer deprofessionellen Berufswirklichkeit wesentlich beiträgt und in ihrer Folge eine patientenignorierende Pflege – auch wenn ungewollt – unterhält. Demnach stellt Coolout in der Pflege – gegenwärtig – eine inhärente Grundlage einer unauflösbaren deprofessionellen Berufswirklichkeit dar.* Dabei können die Pflegekräfte diesen inhärenten Widerspruch in den deprofessionellen Arbeitsbedingungen selbst nicht alleine auflösen (Kersting, 2019). Denkbar wäre allerdings eine andere Art der Überwindung, die Kersting nicht in ihren Studien aufnimmt, die der ‚Evasion' (Burkhardt, 2019). Dieses Phänomen, das als ‚Pflexit' bezeichnet werden kann, wird bereits flächendeckend in Deutschland zu einem immer bedeutender werdenden Thema (Köbe, 2021). So lag die Fluktuationsrate im Kontext der Krankenhäuser 2017 im Mittel bereits bei 8,5 % (Median: 8 %) (Blum et al., 2019). Auch die mittlere Verweildauer einer ausgebildeten Pflegefachkraft liegt inzwischen lediglich bei 8,4 Jahren in der Altenpflege und 13,7 Jahren in der Krankenpflege (Techniker Krankenkasse, 2017). „[…] genau dieses Phänomen muss [in Zukunft] näher untersucht werden" (Burkhardt, 2019, S. 25).

II. In Anbetracht der geringen Attraktivität des Pflegeberufs (Kratz & Weidner, 2012; Bomball et al., 2010; Eggert et al., 2019; Schmucker, 2020) (hohe Arbeitsdichte, betriebswirtschaftliche Zwänge, stetiger Personalrückgang, geringes Einkommen in Relation zu den geforderten Arbeitsanforderungen (gem. CW-Index), niedrige Akademisierungsquote der Gesamtgruppe der Pflegekräfte insbesondere der patientennahen Patientenversorgung) (Kratz & Weidner, 2012; Schmucker, 2020; Klammer et al., 2018; Simon, 2016c; Meyer-Kühling, 2019; Deutscher Bundestag, 2019; Bergjan et al., 2021) und das Interesse der meisten Schulabsolventen, in ein zukünftiges Hochschulstudium zu investieren (Hurrelmann, 2019; McDonald's Ausbildungsstudie, 2019), wird sich auch in Zukunft der Pflegefachkräftemangel in Deutschland weiter verschärfen. „Notwendig ist eine grundsätzliche Aufwertung der Pflegeberufe, die ihrer hohen und weiter wachsenden gesellschaftlichen Bedeutung gerecht wird. Dazu gehören gesundheitsförderliche Arbeitsbedingungen, ein angemessenes Einkommen, Arbeitszeiten, die mit dem Privatleben in Einklang zu bringen sind, sowie attraktive berufliche Weiterentwicklungsmöglichkeiten" (Schmucker, 2020, S. 58), die durch den dringenden Ausbau pflegebezogener Studienplätze gewährleistet werden muss (Darmann-Finck & Reuschenbach, 2018). Die Empfehlung des Wissenschaftsrats (2012), zehn bis 20 % eines Ausbildungsjahrgangs hochschulisch primär zu qualifizieren (WS, 2012) lediglich „als Orientierungspunkt" (Deutscher Bundestag 2019, S. 3) zu betrachten, reicht als perspektivische professionssoziologische Zieldimension um weiten nicht aus.

III. Die seit Jahren bestehende und *von den Pflegekräften mitgetragene marginale berufspolitische Partizipationskultur* (Hirt et al., 2016; Linseisen, 2018; Büker, 2018; Hofmann, 2013; Steppe, 2000) steht einer weiteren Professionalisierung der Pflege*handlung* epochal entgegen. So ist die gegenwärtige Organisationsmacht der beruflichen Interessensorganisationen angesichts der traditionellen geringen Mitgliederanzahl, der ungleichen Machtverhältnisse in den Arbeitsbeziehungen und der fehlenden Legitimität einer Stellvertreterpolitik als limitiert einzuschätzen. Gleichzeitig ist die arbeits- und berufspolitische Interessenvertretung von Pflegeberufen nicht nur sehr zersplittert, sondern auch von funktionalen und organisationspolitischen Spannungsverhältnissen und Interessenskonflikten geprägt (Schmidt, 2017; Sell, 2021). Wie bereits im TraP nach Borgetto (2017) allerdings nahe gelegt werden konnte, bedarf es notwendigen Voraussetzungen und Rahmenbedingungen für professionelles Pflegehandeln, denen durch gemeinwohlorientierende Institutionen in Form von berufsständischen Selbstverwaltungen als notwendiger Baustein näher gekommen werden kann (Kuhn, 2016; Borgetto, 2017). Bisher lassen sich jedoch von Seiten der Berufsgruppe selbst Gegentendenzen beobachten (Sell, 2021), die einer Professionalisierung der Handlungspraxis im Sinne einer Deprofessionalisierung entgegenstehen. „Wenig reflektiert ist bislang, dass Professionalisierung keine ‚Einbahnstraße' ist, sondern von Prozessen der Deprofessionalisierung [immer] konterkariert werden kann" (Hähner-Rombach, 2015, o. S.).

IV. Im Rahmen einer Professionalisierungsnotwendigkeit pflegerischen Handelns gilt es in Zukunft verstärkt darauf zu achten, dass sich die Professionalisierungsbestrebungen *nicht nur auf kleinere ‚elitäre' Teilbereiche reduziert,* sondern *der gesamte Berufsstand,* insbesondere die patientennahe Pflege, in diese Entwicklung einbezogen werden *muss* (Dörge, 2017). Darüber hinaus bedarf es seitens des Versorgungssystems, einen geeigneten Absatzmarkt zu etablieren, der die Notwendigkeit einer vollständigen akademischen

Pflegepraxis erkennt (Sander, 2017). Auch mit Hinblick auf die bereits etablierten Pflegestudiengänge, die sich gegenwärtig vornehmlich an (Fach-) Hochschulen oder privaten Bildungsinstitutionen befinden (Pflegestudium.de, 2016), ist das Ziel einer Sicherstellung staatlicher *universitärer Institutionen* noch lange nicht erreicht worden. In diesem Zusammenhang konstatiert der Pflegewissenschaftler Prof. Brühe kritisch:

> Mir scheint, dass das Feld gerne den privaten Hochschulen überlassen wird und damit die Geldtöpfe der Wissenschaftsministerien geschont werden. Deshalb: Ja, die Bundesländer müssen sich hier stärker engagieren, indem sie z. B. pflegewissenschaftliche Lehrstühle und entsprechende Studiengänge an ihren Universitäten schaffen und finanzieren. (Kempa, 2021b, S. 9)

Zum Abschluss stellt sich in Anbetracht eines weiteren stärkeren „Trend[s] zur Vermarktlichung" (Simon, 2016b, S. 40) die grundsätzliche normative Frage, inwiefern eine essentielle Daseinsvorsorge, wie die der Gesundheitsversorgung, durch ökonomische Betriebslogiken bemessen und beschnitten werden kann, wobei sich ein Nachdenken betriebswirtschaftlicher Imperative im Sinne eines ‚Homo oeconomicus', der sich ausschließlich nach wirtschaftlichen Gesichtspunkten orientiert (Duden, 2016), bei Polizei, Feuerwehr und Rettungsdiensten (man denke hierbei pointiert an Privatversicherungspolicen für gewisse polizeiliche Einsätze) sicherlich bereits intuitiv und moralisch verbieten lassen würde. Vielmehr wäre darüber nachzudenken, ohne dabei einen politischen Reflex eines ‚sozialistisch-marxistischen' Vorwurfs zu erzeugen, ob ein Zentralwert wie der der Gesundheit (Vogel, 2000; Mieg, 2018) weiterhin einen betriebsökonomischen Fall darstellen soll und darf? Desgleichen bedarf es auch seitens der Berufsdomäne Pflege (und auch weiterer Berufsgruppen des Gesundheitswesens) einer dringenden und stetigen kritischen Gesamt- und Selbstreflexion, ob überhaupt die in den Blick geratenen inhärenten Merkmale professionellen Handelns nach Oevermann (1996, 2005) oder Borgetto (2017) in einer ökonomischen kolonialisierten Berufswirklichkeit in ihrer Performanz überhaupt gegenwärtig und auch in Zukunft verwirklicht oder gar verstetigt werden können. Dabei muss zwischen Anspruch, Anbahnung, die sich durch immer wiederkehrende und temporäre Modellvorhaben in der beruflichen Pflege seit Langem zeigen, und einer realen, messbaren und prozeduralen performativen Durchführung hermeneutischen Fallverstehens im Kontext intersubjektiver Arbeitsbündnisse differenziert werden. Eine handlungsinhärente Professionalisierung im Kontext unzähliger inhibierender Kontextfaktoren (wie z. B. das resultierende Phänomen des Coolouts) erscheint im ersten Blick durch eine dialektische Verzahnung durch vorzufindende disponible positiven Strukturen fruchtbar, verbleibt jedoch in seinen vollumfänglichen normativen Zielansprüchen weiterhin zurück. Demnach sollte zum Abschluss ähnlich wie Hartmanns (1972) Kontinuum der Berufs- und Professionsentwicklung (Kuhn, 2016) eher darüber nachgedacht werden, ob der in den Blick geratende professionssoziologische Handlungsanspruch Oevermanns (1996, 2005) und/oder Borgettos (2017) lediglich einen anzustrebenden Endpunkt einer Wegstrecke darstellt, der in seiner Absolutheit (noch) nicht für die Pflegeberufe zu erreichen ist. Erst durch die Überwindung entgegenstrebender Bedingungen der deprofessionellen Berufs- bzw. Handlungswirklichkeit (siehe Abschn. 4.3) könnte eine Annäherung im Sinne eines Kontinuums (deprofessionelle Berufswirklichkeit ← und/oder → professionelle Handlungswirklichkeit) überhaupt erst realisier- bzw. denkbar erscheinen (Abb. 6.1).

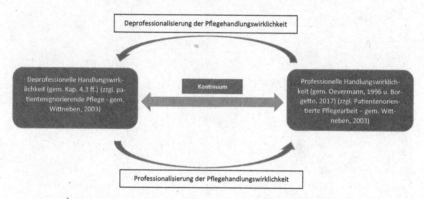

Abb. 6.1 De- und Professionalisierungskontinuum der beruflichen Handlungswirklichkeit der Pflege. (Eigene Darstellung)

Dies dürfte allerdings bedeuten, dass die Berufsgruppe Pflege nicht Gefahr laufen darf, einer euphemistischen Selbstdarstellung zu unterliegen, die klar professionssoziologisch konnotierten Begriffe Profession und professionelle Handlung für sich als eine absolute Gegebenheit für ihre Handlungspraxis zu proklamieren. Dies wäre insbesondere aus professionssoziologischen Handlungsgesichtspunkten zutiefst kontrafaktisch und kontraproduktiv. Insgesamt ist und bleibt die *berufliche*

Pflege in Bezug zur Gesamtgruppe der Pflegekräfte weiterhin ein (essentieller) *Beruf*[1].

Die hier vorgetragene Darstellung soll jedoch nicht mit dem Eindruck schließen, dass Pflegekräfte eine *alleinige* Verantwortung für eine deprofessionelle Berufswirklichkeit tragen. Ein derartiger Nachklang der hier vorliegenden Arbeit (Grundke, 2009) „wäre keinesfalls im Interesse all der engagierten und aufopferungsvoll pflegenden Fachkräfte" (Grundke, 2009, S. 201). Die Intention liegt vielmehr darin aufzuzeigen, dass ein *multifaktorielles Zusammenspiel* zwischen determinierenden, ambivalenten Berufsstrukturen (Kersting, 2016, 2019), aber auch das Handeln der Berufsangehörigen im ‚Orchester' der Professionalisierung eine wesentliche ‚Geige' spielt. Solange der ‚Konzertsaal' fragil und ‚überschwemmt' ist, wird kein guter Ton – so sehr er auch gewollt ist – gespielt werden können. In diesem Sinne erneut: „Sapere aude!" (Kant, 2004, S. 5).

---

[1] *„Die Mehrzahl der Pflegefachkräfte verfügt über eine Qualifikation des Niveaus Beruf"* (Kuhn, 2016, S. 25, eig. Herv.). Beruf (und somit auch der Pflegeberuf) ist hierbei eine besondere Art von Arbeit, der eine typische Kombination von bestimmten Leistungen, Fertigkeiten und Arbeitsverrichtungen charakterisiert, wobei die ausgeübte Tätigkeit nicht mehr nur der individuellen Bedürfnisbefriedigung dient (Hartmann, 1972; Kuhn, 2016). Voraussetzung zur Berufsausübung ist eine Berufsausbildung (kein Studium), die eine „soziale Organisation der Arbeit" (Luckmann & Sprondel, 1972, S. 17) gewährleistet. Zudem kommt ihr eine soziale aber auch funktionale Bedeutung für die Gesellschaft hinzu (Hartmann, 1972; Kuhn, 2016).

Literaturverzeichnis

Adorno, T. W. (2016). Minima Moralia. Reflexionen aus dem beschädigtem Leben. 16. Aufl., Frankfurt a.M.: Suhrkamp Verlag.

Agnes-Karll-Gesellschaft für Gesundheitsbildung und Pflegeforschung (2018). Community Health Nursing in Deutschland. Konzeptionelle Ansatzpunkte für Berufsbild und Curriculum [E-Book]. Abgerufen von https://www.dbfk.de/media/docs/Bundesverband/CHN-Veroeffentlichung/Broschuere-Community-Health-Nursing-09-2019.pdf am 28.07.2021.

AGVP (2021). Arbeitgeberverband Pflege klagt mit Unterstützung der Evangelischen Heimstiftung auf Nichtigkeitsfeststellung des Tarifvertrags ver.di/BVAP. Abgerufen am 12.12.2021 von https://arbeitgeberverband-pflege.de/das-haben-wir-zu-sagen/arbeitgeberverband-pflege-klagt-mit-unterstuetzung-der-evangelischen-heimstiftung-auf-nichtigkeitsfeststellung-des-tarifvertrags-ver-di-bvap/

Aiken, L. H., Cimiotti J. P., Sloane D. M., Smith H. L., Flynn L., Neff D. F. (2011). Effects of Nurse Staffing and Nurse Education on Patient Deaths in Hospitals with different Nurse Work Environments. Medical Care, 49(12), 1047–1053.

Aiken, L. H., Clarke, S. P., Sloane, D. M., Sochalski, J., & Silber, J. H. (2002). Hospital nurse staffing and patient mortality, nurse burnout, and job dissatisfaction. JAMA, 288(16), 1987–1993.

Aiken, L. H., Sloane, D. M., Bruyneel, L., Van den Heede, K., Griffiths, P., Busse, R., Diomidous, M.; Kinnunen, J., Kozka, M., Lesaffre, E., McHugh, M. D., Moreno-Casbas, M. T., Rafferty, A. M., Schwendimann, R., Scott, P. A., Tishelman, C., van Achterberg, T., Ser-meus, W, (2014). Nurse staffing and education and hospital mortality in nine European countries: a retrospective observational study. The Lancet, 383(9931), 1824–1830. Doi: https://doi.org/10.1016/S0140-6736(13)62631-8

Aiken, L. H., Sloane, D. M., Bruyneel, L., Van den Heede, K., Sermeus, W. (2013). Nurses' reports of working conditions and hospital quality of care in 12 countries in Europe. International Journal of Nursing Studies, 50(2), 143–153.

Aiken, L. H., Sloane, D., Griffiths, P., Rafferty, A. M., Bruyneel, L., McHugh, M., Maier, C. B., Moreno-Casbas, T., Ball, J. E., Ausserhofer, D., Sermeus, W., & RN4CAST Consortium, 2017. Aiken, L. H., Sloane, D., Griffiths, P., Rafferty, A. M., Bruyneel, L., McHugh, M., Maier, C. B., Moreno-Casbas, T., Ball, J. E., Ausserhofer, D., Sermeus, W., & RN4CAST Consortium (2017). Nursing skill mix in European hospitals: cross-sectional study of the association with mortality, patient ratings, and quality of care. BMJ quality & safety, 26(7), 559–568.

Altenpflege-Online (2021). Pflegekammern: „Zu spät und falsch gestartet". Der Koblenzer Sozialwissenschaftler Stefan Sell sieht die Idee der Berufskammern in einem „Sterbeprozess". Abgerufen am 28.07.2021 von https://www.altenpflege-online.net/artikel/ 2021_06/2021_06_07_pflegekammern_zu_spaet_und_falsch_gestartet

Amirkhanyan, A. A., Kim, H. J., & Lambright, K. T. (2008). Does the public sector outperform the nonprofit and for-profit sectors? Evidence from a national panel study on nursing home quality and access. Journal of policy analysis and management : [the journal of the Association for Public Policy Analysis and Management], 27(2), 326–353.

Arens, F. (2014). Welcome to the Jungle. Lehrerausbildung in den Fachrichtungen Gesundheit und Pflege. Pflegezeitschrift, 67(5), S. 302–307.

Arens, F. (2016). Lehrerausbildung in den Fachrichtungen Gesundheit und Pflege: Entwicklungsstand und Berufliche Perspektiven. In E. Brinker-Meyendriesch & F. Arens (Hrsg.), Diskurs Berufspädagogik Pflege und Gesundheit (S. 154–186). Berlin: Wissenschaftlicher Verlag.

Augurzky, B., Busse, R., Gerlach, F., Meyer, G. (2020). Zwischenbilanz nach der ersten Welle der Corona-Krise 2020. Richtungspapier zu mittel- und langfristigen Lehren. Abgerufen am 26.07.2021 von https://www.bertelsmann-stiftung.de/fileadmin/files/user_u pload/VV_Richtungspapier-Corona.pdf

Ausbildungs- und Prüfungsverordnung für die Pflegeberufe – Pflegeberufe-Ausbildungs- und -Prüfungsverordnung (PflAPrV) idF vom 02.10.2018 (BGBl. I S. 1572) zuletzt geändert durch Artikel 10 G. vom 19.5.2020 (BGBl. I S. 1018).

Auth, D. (2012). Ökonomisierung von Pflege in Großbritannien, Schweden und Deutschland. Zeitschrift für Gerontologie und Geriatrie, 45(7), 618–623.

Auth, D. (2013). Ökonomisierung der Pflege – Formalisierung und Prekarisierung von Pflegearbeit. WSI Mitteilungen, 6, 412–422.

AWMF – Arbeitsgemeinschaft der Wissenschaftlichen Medizinischen Fachgesellschaften e.V. (2018). Medizin und Ökonomie – Maßnahmen für eine wissenschaftlich begründete, patientenzentrierte und ressourcenbewusste Versorgung. Abgerufen am 28.07.2021 von https://www.awmf.org/fileadmin/user_upload/Stellungnahmen/Medizinische_Versor gung/20181205_Medizin_und_%C3%96konomie_AWMF_Strategiepapier_V1.0mitLit. pdf

Bae, S. H., Kelly, M., Brewer, C. S., Spencer, A. (2014). Analysis of nurse staffing and patient outcomes using comprehensive nurse staffing characteristics in acute care nursing units. Journal of nursing care quality, 29(4), 318–326.

Ball, J. E., Bruyneel, L., Aiken, L. H., Sermeus, W., Sloane, D. M., Rafferty, A. M., Lindqvist, R., Tishelman, C., Griffiths, P., & RN4Cast Consortium, 2018. Ball, J. E., Bruyneel, L., Aiken, L. H., Sermeus, W., Sloane, D. M., Rafferty, A. M., Lindqvist, R., Tishelman, C., Griffiths, P., & RN4Cast Consortium (2018). Post-operative mor-tality, missed care and nurse staffing in nine countries: A cross-sectional study. International journal of nursing studies, 78, 10–15.

Bär, S. & Pohlmann, M. (2016). Kurswechsel im Krankenhaus. Auf dem Weg zu einer markt- und profitorientierten Dienstleistungsorganisation? In I. Bode & W. Vogd (Hrsg.), Mutationen des Krankenhauses. Soziologische Diagnosen in organisations- und gesellschaftstheoretischer Perspektive (S. 229–250). Wiesbaden: Springer VS.

Bartholomeyczik, S. (2017). Zur Entwicklung der Pflegewissenschaft in Deutschland – eine schwere Geburt. Pflege & Gesellschaft, 22(2), 101–118.

Bartholomeyczik, S. (2021). Ein langer, steiniger Weg. Historische Entwicklung der Pflege-wissenschaft. Die Schwester Der Pfleger, 60(6), 46–51.

Bauer, U. (2006). Die sozialen Kosten der Ökonomisierung von Gesundheit. Aus Politik und Zeitgeschichte. Beilage zur Wochenzeitung Das Parlament, 8–9, 17–24.

Bayerischer Landespflegerat (2020). Gegenüberstellung: Pflegekammer – „Vereinigung der Pflegenden in Bayern – VdPB". Abgerufen am 26.07.2021 von https://bayerischer-lan despflegerat.de/wp-content/uploads/Gegen%C3%BCb-PK_Bay_VdbP_BLPR_Version-2_2020.pdf

Beck, U., Brater, M., Daheim, H. (1980). Soziologie der Arbeitswelt und der Berufe. Grund-lagen, Problemfelder, Forschungsergebnisse. Reinbeck: Rowohlt.

Becker, K., Lenz, S., Thiel, M. (2016). Pflegearbeit zwischen Fürsorge und Ökonomie. Längsschnittanalyse eines Klassikers der Pflegeausbildung. Berliner Journal für Sozio-logie, 26(3–4), 501–527. Doi: https://doi.org/10.1007/s11609-016-0317-z

Behrens, J. & Langer, G. (2016). Evidence-based Nursing and Caring. Methoden und Ethik der Pflegepraxis und Versorgungsforschung – Vertrauensbildende Entzauberung der „Wissenschaft". 4. Aufl., Bern: Hogrefe.

Bensch, S. (2018). Grade- und Skillmix — was steckt dahinter? Pflegezeitschrift, 71(9), 18-22.

Bergjan, M., Tannen, A., Mai, T., Feuchtinger, J., Luboeinski, J., Bauer, J., Fischer, U., Kocks, A. (2021). Einbindung von Pflegefachpersonen mit Hochschulabschlüssen an deutschen Universitätskliniken: ein Follow-up-Survey. Zeitschrift für Evidenz, Fortbil-dung und Qualität im Gesundheitswesen (ZEFQ), 163, 47–56.

Beyme, K. v. (1988). Der Vergleich in der Politikwissenschaft. München: Piper Verlag.

Bischoff, C. (1994). Ziele wissenschaftlicher Lehrerausbildung in der Pflege – Lehrerausbil-dung und Pflegewissenschaft. In D. Schaeffer, M. Moers, R. Rosenbrock (Hrsg.), Public Health und Pflege. Zwei neue gesundheitswissenschaftliche Disziplinen (S. 249–260). Berlin: edition sigma.

Bischoff, C. (1997). Frauen in der Krankenpflege. Zur Entwicklung von Frauenrolle und Frauenberufstätigkeit im 19. Und 20. Jahrhundert. 3. durchgesehene Aufl., Frankfurt a.M., New York: Campus Verlag.

Bispinck, R., Dribbusch, H., Öz, F., Stoll, E. (2013). Einkommens- und Arbeitsbedingungen in Pflegeberufen. Arbeitspapier 21. Abgerufen am 30.07.2021 von https://www.boeckler. de/pdf/ta_lohnspiegel_2013_21_pflegeberufe.pdf

Blakeley, G. & Quilter-Pinner, H. (2019). IPPR. Who Cares? The Financialisation of Adult Social Care. Abgerufen am 12.12.2021 von https://www.ippr.org/files/2019-09/who-cares-financialisation-in-social-care-2-.pdf

Blättner, B. & Freytag, S. (2021). Gewalt in der stationären Altenpflege während der Maß-nahmen zum Schutz vor Covid-19. In M. Bonacker & G. Geiger (Hrsg.), Pflege in Zeiten der Pandemie. Wie sich Pflege durch Corona verändert hat (S. 75–89). Opladen, Berlin, Toronto: Verlag Barbara Budrich.

B-L-KS DQR – Bund-Länder-Koordinierungsstelle für den Deutschen Qualifikationsrahmen für lebenslanges Lernen (DQR) (2020). Liste der zugeordneten Qualifikationen. Aktuali-sierter Stand: 1. August 2020. Abgerufen am 28.07.2021 von https://www.dqr.de/media/content/2020_DQR_Liste_der_zugeordneten_Qualifikationen_01082020.pdf

Blum, K. & Löffert, S. (2021). DKI Krankenhaus-Pool. Umfrage Oktober 2021: Abwan-derungen aus der Intensivpflege. Abgerufen am 12.12.2021 von https://www.dki.de/

sites/default/files/2021-11/2021_10%20Krankenhaus-Pool_Abwanderungen%20aus%
20der%20Intensivpflege_0.pdf

Blum, K., Offermanns, M., Steffen, P. (2019). Situation und Entwicklung der Pflege bis 2030.
Abgerufen am 28.07.2021 von https://www.dki.de/sites/default/files/2019-10/DKI%202
019%20-%20Pflege%202030%20-%20Bericht_final_0.pdf

BMBF (2020). Anteil der Studienberechtigten an der altersspezifischen Bevölkerung (Studienberechtigtenquote) nach Art der Hochschulreife Zeitreihe: 1975 – 2019. Abgerufen
am 12.12.2021 von https://www.datenportal.bmbf.de/portal/de/K252.html

BMG – Bundesministerium für Gesundheit (2021a). Pflegeberufegesetz. Abgerufen am
13.07.2021 von https://www.bundesgesundheitsministerium.de/pflegeberufegesetz.html

BMG – Bundesministerium für Gesundheit (2021b). Pflegereform – Altenpflege wird besser
bezahlt und der Beruf attraktiver. Abgerufen am 24.07.2021 von https://www.bundesges
undheitsministerium.de/ministerium/meldungen/20202021/pflegereform.html?fbclid=
IwAR0qrkyk7b_0Vusdlhhw_hAgofdhrvC_T8IyNw-IfJ7xvvhFvfd7ES-yUDY

Bobbert, M. (2019). Berufliche Pflege und soziale Gerechtigkeit: sechs sozialethische Pro-
blemanzeigen. Ethik in der Medizin, 31(4), 289–303.

Bollinger, H. & Gerlach, A. (2015). Profession und Professionalisierung im Gesundheitswesen Deutschlands – zur Reifikation soziologischer Kategorien. In J. Pundt & K. Kälble (Hrsg.), Gesundheitsberufe und gesundheitsberufliche Bildungskonzepte (S. 83–106).
Bremen: Apollon University Press.

Bollinger, H. & Grewe, A. (2002): Die akademisierte Pflege in Deutschland zu Beginn des
21. Jahrhunderts — Entwicklungsbarrieren und Entwicklungspfade. In Jahrbuch für Kritische Medizin 37 (Hrsg.), Qualifizierung und Professionalisierung (S. 43–59). Hamburg:
Argument.

Bollinger, H. & Hohl. J. (1981). Auf dem Weg von der Profession zum Beruf. Zur Deprofessionalisierung des Ärzte-Standes. Soziale Welt, 32(1), 440 – 464.

Bollinger, H. (2018). Deprofessionalisierung des Ärztestandes revisited. In S. Klinke, M.
Kadmon (Hrsg.), Ärztliche Tätigkeit im 21. Jahrhundert – Profession oder Dienstleistung
(S. 85–101). Berlin: Springer.

Bomball, J., Schwanke, A., Stöver, M., Schmitt, S., Görres, S. (2010). Imagekampagne
für Pflegeberufe auf der Grundlage empirisch gesicherter Daten – Einstellungen von
Schüler/innen zur möglichen Ergreifung eines Pflegeberufs. Ergebnisbericht. Erstellt
im Auftrag des Norddeutschen Zentrums zur Weiterentwicklung der Pflege. Abgerufen am 12.12.2021 von https://www.ipp.uni-bremen.de/uploads/IPPSchriften/ipp_schrif
ten05.pdf

Borgetto, B. (2017). Das Transtheoretische Professionalisierungsmodell (TraP). Grundlagen und Perspektiven für die therapeutischen Gesundheitsberufe. In T. Sander & S.
Dangendorf (Hrsg.), Akademisierung der Pflege. Berufliche Identitäten und Professionalisierungspotentiale im Vergleich der Sozial- und Gesundheitsberufe (S. 144–207).
Weinheim, Basel: Beltz Juventa.

Bourdieu, P. (1983). Ökonomisches Kapital, kulturelles Kapital, soziales Kapital. In R. Kre-
ckel (Hrsg.), Soziale Ungleichheiten. Soziale Welt. Sonderband 2 (S. 183–198). Göttingen: Otto Schwartz &Co.

Bourgeron, T., Metz, C., Wolf, M. (2021). Private-Equity-Investoren in der Pflege. Eine
Studie über das Agieren von Private-Equity-Investoren im Pflegebereich in Europa.
Abgerufen am 12.12.2021 von https://www.finanzwende-recherche.de/wp-content/upl

oads/2021/10/Finanzwende_BourgeronMetzWolf_2021_Private-Equity-Investoren-in-der-Pflege_20211013.pdf

Bräuer, E. (2021). Pflegestudium: Kaum Bewerber, viel Kritik. Abgerufen am 12.12.2021 von https://www.br.de/nachrichten/bayern/pflegekraefte-pflegestudium-an-der-uni-kaum-bewerber-viel-kritik,Sltkvoe

Bräutigam, C., Evans, M., Hilbert J., Öz, F. (2014). Arbeitsreport Krankenhaus. Eine Online-Befragung von Beschäftigten deutscher Krankenhäuser [E-Book]. Abgerufen von https://www.boeckler.de/pdf/p_arbp_306.pdf am 12.07.2021.

Breimaier, H. E., Halfens, R. J., & Lohrmann, C. (2011). Nurses' wishes, knowledge, attitudes and perceived barriers on implementing research findings into practice among graduate nurses in Austria. Journal of clinical nursing, 20(11-12), 1744–1756.

Breinbauer, M. (2020). Arbeitsbedingungen und Arbeitsbelastungen in der Pflege. Eine empirische Untersuchung in Rheinland-Pfalz. Wiesbaden: Springer VS.

Bremer, R. & Gruschka, A. (1987). Bürgerliche Kälte und Pädagogik. Pädagogische Korrespondenz. Zeitschrift für kritische Zeitdiagnostik in Pädagogik und Gesellschaft, 1, 19–33.

Brobst, R. A., Coughlin, A. M. C., Cunningham, D., Feldman, J. M., Hess Jr., R. G., Mason, J. E., McBride, L. A. F., Perkins, R., Romano, C. A., Warren, J. J., Wright, W. (2007). Der Pflegeprozess in der Praxis. 2 Aufl., Bern: Hans Huber.

Broens, A., Feldhaus, C., Overberg, J., Röbken, H. (2017). Entwicklung berufsbegleiten-der Studiengänge in den Pflege- und Gesundheitswissenschaften – die Zielgruppen und der Bedarf an Lernergebnissen. Pflege & Gesellschaft, 22(1), 67–83.

Broome S. J. (2004). Relationship Between Patient Mortality and Nurses' Level of Education. JAMA, 291(11), 1320–1323. Doi: https://doi.org/10.1001/jama.291.11.1321-a

Brühe, R., Rottländer, R., Theis, S. (2004). Denkstile in der Pflege. Pflege, 17(5), 306-311. Doi: https://doi.org/10.1024/1012-5302.17.5.306

Büker, C. (2018). Pflegeorganisationen. In C. Büker, J. Lademann, K. Müller (Hrsg.), Moderne Pflege heute. Beruf und Profession zeitgemäß verstehen und leben (S. 124–150). Stuttgart: Kohlhammer.

Bundesärztekammer & Kassenärztliche Bundesvereinigung (2017). Physician Assistant – Ein neuer Beruf im deutschen Gesundheitswesen. Abgerufen am 28.07.2021 von https://www.bundesaerztekammer.de/fileadmin/user_upload/downloads/pdf-Ordner/Fachbe rufe/Physician_Assistant.pdf

Bundes-Dekanekonferenz Pflegewissenschaft, Deutsche Gesellschaft für Pflegewissenschaft, Deutscher Berufsverband für Pflegeberufe, Deutscher Pflegerat, Landespflegekammer Rheinland-Pfalz (2021). Hochschulische Entwicklung der Pflegefachberufe vom Scheitern bedroht. Abgerufen am 12.12.2021 von https://deutscher-pflegerat.de/wp-content/uploads/2021/11/2021-11-17_Gemeinsames-Schreiben_Hochschulische-Entwicklung-der-Pflegefachberufe.pdf

Burgi, M. & Igl, G. (2021). Community Health Nursing – Wegweiser für die Etablierung in Deutschland. Abgerufen am 28.07.2021 von https://www.bosch-stiftung.de/sites/default/files/publications/pdf/2021-04/Wegweiser_Community_Health_Nursing_1.pdf

Burkhardt, B. (2019). Auszubildende zwischen Anspruch und Wirklichkeit. Vom Umgang mit Idealismus im Pflegealltag. Pflege Zeitschrift, 72(8), 23–25.

Busch, S. & Woock, K. (2021). Gesundheitsberufe auf Augenhöhe? Zukunft der Gesundheitsberufe. Ringvorlesung. Abgerufen am 12.12.2021 von https://www.haw-hamburg.

de/fileadmin/CCG/PDF/RingV_2021_06_23_vortrag_s.busch_gesundheitsfachberufe.
pdf

Büttner, A. (2020). Vorwort. In N. Bohn (Hrsg.), Florence Nightingale. Nur Taten verändern
die Welt (S. 9–11). Ostfildern: Patmos.

Cacace, M. (2021). Krankenhausstrukturen und Steuerung der Kapazitäten in der Corona-
Pandemie. Ein Ländervergleich. Gütersloh: Bertelsmann Stiftung.

Cassier-Woidasky, A.-K. (2011). Professionsentwicklung in der Pflege und neue Formen der
Arbeitsteilung im Gesundheitswesen. Hindernisse und Möglichkeiten patientenorientierter Versorgungsgestaltung aus professionssoziologischer Sicht. In U. Bauer (Hrsg.), Zur
Kritik schwarz-gelber Gesundheitspolitik. Jahrbuch für Kritische Medizin und Gesundheitswissenschaften, Band 47 (S. 163–184). Hamburg: Argument Verlag.

Cho, E., Sloane, D. M., Kim, E. Y., Kim, S., Choi, M., Yoo, I. Y., Lee, H. S., & Aiken, L. H.
(2015). Effects of nurse staffing, work environments, and education on patient mortality:
an observational study. International journal of nursing studies, 52(2), 535–542.

Creutzburg, D. (2021). Pflege-Arbeitgeber verklagen Verdi. Abgerufen am 26.07.2021 von
https://www.faz.net/aktuell/wirtschaft/pflege-arbeitgeber-verklagen-verdi-17174565.
html

Daheim, H. (1970). Der Beruf in der modernen Gesellschaft: Versuch einer soziologischen
Theorie beruflichen Handelns (Studien-Bibliothek, 2. Aufl.). Köln [u.a.]: Kiepenheuer &
Witsch.

Daheim, H. (1973). Professionalisierung: Begriff und einige latente Makrofunktionen. In G.
Albrecht, H. Daheim, F. Sack (Hrsg.), Soziologie: Sprache, Bezug zur Praxis, Verhält-
nis zu anderen Wissenschaften; René König zum 65. Geburtstag (S. 232–249). Opladen:
Westdt. Verlag.

Daheim, H. (1992). Zum Stand der Professionssoziologie: Rekonstruktion machttheoretischer Modelle der Profession. In B. Dewe, W. Ferchhoff, F. O. Radke (Hrsg.), Erziehen
als Profession zur Logik professionellen Handelns in pädagogischen Feldern (S. 21–35).
Opladen: Leske u. Budrich.

Dallmann, H.-U. & Schiff, A. (2016). Ethische Orientierung in der Pflege. Frankfurt a.M.:
Mabuse-Verlag.

Darmann-Finck, I. & Reuschenbach, B. (2018). Qualität und Qualifikation: Schwerpunkt
Akademisierung der Pflege. In K. Jacobs, A. Kuhlmey, S. Greß, J. Klauber, A. Schwin-
ger (Hrsg.), Pflege-Report 2018. Qualität in der Pflege (S. 163–170). Berlin, Heidelberg:
Springer.

Darmann-Finck, I. (2010). Eckpunkte einer Interaktionistische Pflegedidaktik. In R. Ertl-
Schmuck & F. Fichtmüller (Hrsg.), Theorien und Modelle der Pflegedidaktik. Eine Einführung (S. 13–40). Weinheim und München: Juventa.

Darmann-Finck, I. (2020). Ziel noch nicht erreicht. Masterabschluss für Pflegelehrer. Die
Schwester der Pfleger, 59(8), 66–69.

Darmann-Finck, I., Muths, S., Görres, S., Adrian, C., Bomball, J., Reuschenbach B. (2014).
Abschlussbericht Dezember 2014. „Inhaltliche und strukturelle Evaluation der Modellstudiengänge zur Weiterentwicklung der Pflege- und Gesundheitsfachberufe in NRW".
Abgerufen am 26.07.2021 von https://www.mags.nrw/sites/default/files/asset/document/
pflege_abschlussbericht_26_05_2015.pdf

DBfK – Deutscher Berufsverband für Pflegeberufe e.V. (2021). Aktionsprogramm 2030. Abgerufen am 29.07.2021 von https://www.dbfk.de/media/docs/download/Allgemein/DBfK-Aktionsprogramm-2030.pdf

DEKRA Akademie (2021). DEKRA Arbeitsmarkt-Report 2021. Qualifikationsbedarfsanalyse auf der Basis von mehr als 11.900 Stellenangeboten [E-Book]. Abgerufen von https://www.dekra-akademie.de/media/dekra-arbeitsmarkt-report-2021.pdf am 28.07.2021.

Dennis, C. M. (2001). Dorothea Orem. Selbstpflege- und Selbstpflegedefizit-Theorie. Bern, Göttingen, Toronto, Seattle: Hans Huber.

Deutscher Berufsverband für Pflegeberufe – DBfK (2019). Advanced Practice Nursing. Pflegerische Expertise für eine leistungsfähige Gesundheitsversorgung. Abgerufen am 12.12.2021 von https://www.dbfk.de/media/docs/download/Allgemein/Advanced-Practice-Nursing-Broschuere-2019.pdf

Deutscher Bundestag (2019). Antwort der Bundesregierung auf die Kleine Anfrage der Abgeordneten Kordula Schulz-Asche, Maria Klein-Schmeink, Dr. Kirsten Kappert-Gonther weiterer Abgeordneter und der Fraktion BÜNDNIS 90/DIE GRÜNEN – Drucksache 19/11461 –. Pflegeausbildungsreform – Akademisierung und Pflegepädagogik. Abgerufen am 12.12.2021 von https://dserver.bundestag.de/btd/19/118/1911887.pdf

Deutsches Ärzteblatt (2021). Politik will Pflegebedarfsbemessung im Krankenhaus auf den Weg bringen. Abgerufen am 26.07.2021 von https://www.aerzteblatt.de/nachrichten/123739/Politik-will-Pflegebedarfsbemessung-im-Krankenhaus-auf-den-Weg-bringen

Dewe, B. & Otto, H.-U. (1984). Professionalisierung. In H. Eyferth, H.-U. Otto, H. Thiersch (Hrsg.), Handbruch der Sozialarbeit/Sozialpädagogik (S. 775–811). Darmstadt u. Neuwied: Luchterhand.

Dewe, B. & Stüwe, G. (2016). Basiswissen Profession. Zur Aktualität und kritischen Substanz des Professionalisierungskonzeptes für die Soziale Arbeit. Weinheim, Basel: Beltz Verlag.

Dewe, B., Ferchhoff, W., Peters, F., Stüwe, G. (1986). Professionalisierung – Kritik – Deutung. Soziale Dienste zwischen Verwissenschaftlichung und Wohlfahrtstaatskrise. Frankfurt a.M.: ISS.

DGIIN – Deutsche Gesellschaft für Internistische Intensivmedizin und Notfallmedizin (2021). Umfrage der DGIIN zum Belastungserleben der Mitarbeitenden während der dritten Welle der Corona Pandemie in der Intensiv- und Notfallmedizin. Abgerufen am 26.07.2021 von https://www.dgiin.de/files/dgiin/aktuelles/2021/20210422_Onlinebefragung-Belastungserleben-Corona-Pandemie.pdf

DGP – Deutsche Gesellschaft für Pflegewissenschaft e.V. & DPR – Deutscher Pflegerat e.V. (2021). Gemeinsames Statement. Deutsche Gesellschaft für Pflegewissenschaft und Deutscher Pflegerat zur Situation der primärqualifizierenden Pflegestudiengänge an den deutschen Hochschulen. Abgerufen am 12.07.2021 von https://dg-pflegewissenschaft.de/wp-content/uploads/2021/03/2021_03_29-Gemeinsames-Statement-DGP-und-DPR_Primaerqualifizierende-Pflegestudiengaenge.pdf

Dieterich, S., Hoßfeld, R., Latteck, Ä. D., Bonato, M., Fuchs-Rechlin, K., Helmbold, A., große Schlarmann, J. & Heim, S. (Hrsg.) (2019). Verbleibstudie der Absolventinnen und Absolventen der Modellstudiengänge in Nordrhein-Westfalen (VAMOS) – Abschlussbericht. Bochum 2019.

DIP – Deutsches Institut für angewandte Pflegeforschung e.V. (2013). Pflegeforscher kritisiert EU-Entscheidung zur Pflegeausbildung: „Der deutsche Sonderweg ist im Kern pflege- und frauenfeindlich!" Abgerufen am 13.07.2021 von https://www.dip.de/filead min/data/pdf/pressemitteilungen/PM-dip-131014-EU-Pflegeausbildung.pdf

Dörge, C. (2009). Dienstleistung »professionelle Pflege« – Lippenbekenntnis oder Handlungswirklichkeit? Hallesche Beiträge zu den Gesundheits- und Pflegewissenschaften, 8(1), 117–133.

Dörge, C. (2017). Professionelles Pflegehandeln im Alltag. Vision oder Wirklichkeit? 2. Aufl. Frankfurt a. M.: Mabuse-Verlag.

DPR – Deutscher Pflegerat e.V. (2021a). Krisenbewältigung ab sofort nur noch mit der Profession Pflege! Abgerufen am 29.07.2021 von https://deutscher-pflegerat.de/2021/07/08/krisenbewaeltigung-ab-sofort-nur-noch-mit-der-profession-pflege/

DPR – Deutscher Pflegerat e.V. (2021b). Mitgliedsverbände. Abgerufen am 26.07.2021 von https://deutscher-pflegerat.de/verband/mitgliedsverbaende/

Drebes, J., Otten, R., Schröck, R. (2017). Pflegekammern in Deutschland. Entwicklungen – Orientierung – Umsetzung – Perspektiven. Bern: Hogrefe.

Duden (2016). Wirtschaft von A bis Z: Grundlagenwissen für Schule und Studium, Beruf und Alltag. 6. Aufl. Mannheim: Bibliographisches Institut.

Eggert, S., Schnapp, P., Sulmann, D. (2019). Schülerbefragung Pflege: Eigene Erfahrungen und Interesse an Pflegeberufen. ZQP- Analyse. Abgerufen am 12.12.2021 von https://www.zqp.de/wp-content/uploads/ZQP_Analyse_Sch%C3%BClerPflege.pdf

Etzioni, A. (1969) (Hrsg.). The Semi-Professions and Their Organizations. New York: Free Press.

Evans, M. & Ludwig, C. (2019). Zwischen Aufwertung, Abwertung und Polarisierung. Chancen der Tarif- und Lohnpolitik für eine arbeitspolitische „High-Road-Strategie" in der Altenpflege. Forschungsförderung Nummer 128. Düsseldorf: Hans-Böckler-Stiftung.

Ewers, M. & Lehmann, Y. (2019). Hochschulisch qualifizierte Pflegende in der Langzeitversorgung?! In K. Jacobs, A. Kuhlmey, S. Greß, J. Klauber, A. Schwinger (Hrsg.), Pflege-Report 2019. Mehr Personal in der Langzeitpflege – aber woher? (S. 167–177). Berlin, Heidelberg: Springer.

Freidson, E. (1979). Der Ärztestand: berufs- und wissenssoziologische Durchleuchtung einer Profession. Stuttgart: Enke.

Freidson, E. (1994). Professionalism Reborn. Theory, Prophecy and Policy. Chicago: University of Chicago Press.

Gaidys, U. (2021). Individualisierte Pflege. Umgang mit Freiheit und Zwang. In M. Bonacker und G. Geiger (Hrsg.), Migration in der Pflege. Wie Diversität und Individualisierung die Pflege verändern (S. 79–94). Berlin: Springer.

Gamm, G. (2015). La condition humaine. Über das kritische Interesse am Menschen – Th. W. Adorno. In M. Rölli (Hrgs.), Fines Hominis? Zur Geschichte der philosophischen Anthropologiekritik (S. 137–157). Bielefeld: transcript.

Garz, D. & Raven, U. (2015). Theorie der Lebenspraxis. Einführung in das Werk Ulrich Oevermanns. Wiesbaden: Springer VS.

G-BA – Gemeinsamer Bundesausschuss (2021). Heilkundeübertragung: Modellvorhaben zur Übertragung ärztlicher Tätigkeiten an ausgebildete Pflegekräfte. Abgerufen am 26.07.2021 von https://www.g-ba.de/themen/qualitaetssicherung/weitere-bereiche/wei tere-bereiche-heilkundeuebertragung/

Gerlach, A. (2013). Professionelle Identität in der Pflege. Akademisch Qualifizierte zwischen Tradition und Innovation. Frankfurt a.M.: Mabuse-Verlag.

Gerlinger, T. & Noweski, M. (2014). Organisationen und Institutionen der Selbstverwaltung. Wo befinden sich korporatistische Verbände in Deutschland? Wer ist zuständig für die gemeinsame Selbstverwaltung? Abgerufen am 28.07.2021 von https://www.bpb.de/pol itik/innenpolitik/gesundheitspolitik/72733/organisationen-und-institutionen

Gerlinger, T. (2009). Ökonomisierung und korporatistische Regulierung in der gesetzlichen Krankenversicherung. Gesundheits- und Sozialpolitik, 63(3/4), 12–17.

Gesetz über die Kammer und die Berufsgerichtsbarkeit für die Heilberufe in der Pflege (Pflegeberufekammergesetz – PBKG) idF vom 16.07.2015 (GVOBl. S. 206) zuletzt geändert durch §§ 1 und 2 (Art. 6 Ges. v. 23.06.2020, GVOBl. S. 358).

Gesetz über die Pflegeberufe – Pflegeberufegesetz (PflBG) idF vom 17.07.2017 (BGBl. I S. 2581) zuletzt geändert durch Artikel 9 G. vom 19.05.2020 (BGBl. I S. 1018).

GKV-Spitzenverband (2021). Pflegepersonaluntergrenzen 2021. Abgerufen am 26.07.2021 von https://www.gkv-spitzenver-band.de/krankenversicherung/krankenhaeuser/pflegeper sonaluntergrenzen/ppu_2021/ppug_2021.jsp

Greß, S. & Stegmüller, K. (2016). Gesetzliche Personalbemessung in der stationären Altenpflege. Gutachterliche Stellungnahme für die Vereinte Dienstleistungsgewerkschaft (ver.di). Fulda: pg-papers: Diskussionspapiere aus dem Fachbereich Pflege und Gesundheit 1/2016.

Griffiths, P., Ball, J., Bloor, K., Böhning, D., Briggs, J., Dall'Ora, C., Iongh, A. D., Jones, J., Kovacs, C., Maruotti, A., Meredith, P., Prytherch, D., Saucedo, A. R., Redfern, O., Schmidt, P., Sinden, N., & Smith, G. (2018). Nurse staffing levels, missed vital signs and mortality in hospitals: retrospective longitudinal observational study. Health Services and Delivery Research, 6(38), 1–120.

Griffiths, P., Ball, J., Murrells, T., Jones, S., & Rafferty, A. M. (2016). Registered nurse, healthcare support worker, medical staffing levels and mortality in English hospital trusts: a cross-sectional study. BMJ open, 6(2), e008751. https://doi.org/10.1136/bmjopen-2015-008751

Griffiths, P., Maruotti, A., Recio Saucedo, A., Redfern, O. C., Ball, J. E., Briggs, J., Dall'Ora, C., Schmidt, P. E., Smith, G. B., & Missed Care Study Group, 2019. Griffiths, P., Maruotti, A., Recio Saucedo, A., Redfern, O. C., Ball, J. E., Briggs, J., Dall'Ora, C., Schmidt, P. E., Smith, G. B., & Missed Care Study Group (2019). Nurse staffing, nursing assistants and hospital mortality: retrospective longitudinal cohort study. BMJ qua-lity & safety, 28(8), 609–617.

Grundke, S. (2009). Professionalisierungs- und Deprofessionalisierungstendenzen in der stationären Altenpflege – eine handlungs- und biografieanalytische Untersuchung. Hallesche Beiträge zu den Gesundheits- und Pflegewissenschaften, 8(1), 186-204.

Gruschka, A. (1994). Bürgerliche Kälte und Pädagogik. Moral in Gesellschaft und Erziehung. Wetzlar: Büchse der Pandora.

Gruschka, A., Pollmanns, M., Leser, C. (2021). Bürgerliche Kälte und Pädagogik. Zur Ontogenese des moralischen Urteils. Opladen, Berlin, Toronto: Verlag Barbara Budrich.

Habermas, J. (1981). Theorie des kommunikativen Handelns. 2 Bde. Frankfurt a.M.: Suhrkamp.

Hähner-Rombach, S. (2015). Professionalisierung und Deprofessionalisierung der Pflege. Abgerufen am 27.07.2021 von http://www.hsozkult.de/event/id/event-78202

Hampel, K. (1983). Professionalisierungstendenzen in den Krankenpflegeberufen – Ein theoretischer und empirischer Beitrag zu neuen Berufsbildern in den paramedizinischen Berufen. Münster: Lit Verlag.

Händler-Schuster, D., Budroni, H., Fringer, A., Krahl, A., Metzing, S. (2021). Einmal studieren, zwei Abschlüsse. Double Degree im Masterstudiengang Community Health Nursing. Pflege Zeitschrift, 74(6), 14–16.

Hanika, H. (2019). Sackgasse bayerischer Sonderweg. Abgerufen am 23.07.2021 von https://www.bibliomed-pflege.de/sp/artikel/38744-sackgasse-bayerischer-sonderweg

Hans-Böckler-Stiftung (2020). Personallücken, Pflegeengpässe, Privatisierungsdruck: Studie Empfiehlt Abschaffung der DRG-Fallpauschalen. Abgerufen am 12.12.2021 von https://www.boeckler.de/de/pressemitteilungen-2675-personallucken-pflegeengpasse-privatisierungsdruck-28345.htm

Harrington, C., Olney, B., Carrillo, H., & Kang, T. (2012). Nurse staffing and deficiencies in the largest for-profit nursing home chains and chains owned by private equity companies. Health services research, 47(1 Pt 1), 106–128.

Hartmann, H. (1972). Arbeit, Beruf, Profession. In W. Luckmann & W. M. Sprondel (Hrsg.), Berufssoziologie (S. 36–52). Köln: Kiepenheuer & Witsch.

Hasseler, M. & Hartleb, B. (2021). Stationäre Langzeitpflege unter Covid-19 Bedingungen – ein reflektiert-kritischer Blick auf die derzeitige Situation und zukünftige Entwicklungen. In M. Bonacker & G. Geiger (Hrsg.), Pflege in Zeiten der Pandemie. Wie sich Pflege durch Corona verändert hat (S. 43–59). Opladen, Berlin, Toronto: Verlag Barbara Budrich.

Hasseler, M. (2019). Qualitätsmessung in der Pflege. Berlin, Heidelberg: Springer.

Hasseler, M. (2021). Professionalisierung und europäischer Standard? So nicht! Abgerufen am 12.12.2021 von https://www.springerpflege.de/pflegekammer/professionalisierung-und-europaeischer-standard-so-nicht/18924248

Heiner, M. (2004). Professionalität in der sozialen Arbeit. Theoretische Konzepte, Modelle und empirische Perspektiven. Stuttgart: Kohlhammer.

Helsper, W., Krüger, H-H., Rabe-Kleberg, U. (2000). Professionstheorie, Professions- und Biographieforschung. Zeitschrift für qualitative Bildungs-, Beratungs- und Sozialforschung, 1(1), 5–19.

Herber, O. R., Rieger, M. A., Schnepp, W. (2008). Die Bedeutung des Tandempraxen – Konzeptes für die Professionalisierung der Pflege. Pflege & Gesellschaft, 13(3), 234–245.

Hesse, H. A. (1972). Berufe im Wandel. Ein Beitrag zur Soziologie des Berufs, der Berufspolitik und des Berufsrechts. 2., überarbeitete Aufl., Stuttgart: Ferdinand Enke Verlag.

Hibbeler, B. (2011). Ärzte und Pflegekräfte. Ein chronischer Konflikt. Deutsches Ärzteblatt, 108(41), 2138- 2144.

Hien, W. (2017). „Man geht mit einem schlechten Gewissen nach Hause" – Krankenhausarbeit unter Ökonomisierungsdruck. Zeitschrift für sozialistische Politik im Bildungs-, Gesundheits- und Sozialbereich, 37(145), 71–81.

Hilbert, J., Bräutigam, C., Evans, M. (2014). Berufsbildung im Gesundheitswesen: Ein Sonderweg mit Fragezeichen. WSI-Mitteilungen, 67(1), 43–51.

Hirt, J., Münch, M., Sticht, S., Fischer, U., Strobl, R., Reuschenbach, B. (2016). Politische Partizipation von Pflegefachkräften (PolPaP) – Ergebnisse einer Online-Erhebung. Pflege & Gesellschaft, 21(4), 346–361.

Hofmann, I. (2013). Die Rolle der Pflege im Gesundheitswesen. Historische Hintergründe und heutige Konfliktkonstellationen. Forum, 28(2), 99–106. Doi: https://doi.org/10.1007/s12312-013-0933-x

Hollick, J. (2021). Überholtes Pflegeverständnis. Kritischer Kommentar zum Projekt PeBeM. Die Schwester Der Pfleger, 60(4), 57.

Hühmer-Wittig, J. (2021). Pflegewissenschaft. Haan-Gruiten: Europa-Lehrmittel.

Hülsken-Giesler, M. (2014). Professionalisierung der Pflege: Möglichkeiten und Grenzen. In S. Becker & H. Brandenburg (Hrsg.). Lehrbuch Gerontologie. Gerontologisches Fachwissen für Pflege- und Sozialberufe – Eine interdisziplinäre Aufgabe (S. 377–408). Bern: Hans Huber.

Hülsken-Giesler, M. (2015). Zukunft der professionellen Pflege in einer Gesellschaft des langen Lebens. 2. Pflegegipfel Rheinland-Pfalz, 3. November 2015. Abgerufen am 28.07.2021 von https://www.vdk.de/rheinland-pfalz/downloadmime/2549/Handout_H_lsken-Giesler.pdf

Hurrelmann, K. (2013). Einleitung: Welche Berufsperspektiven hat die junge Generation in Deutschland? In McDonald's Ausbildungsstudie (Hrsg.), Pragmatisch glücklich: Azubis zwischen Couch und Karriere. Eine Repräsentativbefragung junger Menschen im Alter von 15 bis unter 25 Jahren (S. 4–11). München: McDonald's Deutschland Inc.

Hurrelmann, K. (2019). Einleitung: Die Berufsausbildung am Scheideweg? In McDonald's Ausbildungsstudie (Hrsg.), Kinder der Einheit. same same but (still) different! Eine Repräsentativbefragung junger Menschen im Alter von 15 bis unter 25 Jahren (S. 4–9). München: McDonald's Deutschland Inc.

Hüther, M. & Kochskämper, S. (2018). Pflegenotstand – so viele Fachkräfte fehlen wirklich. Materialien. Pressekonferenz, 10. September 2018, Berlin. Abgerufen am 12.12.2021 von https://www.iwkoeln.de/fileadmin/user_upload/Presse/Presseveranstaltungen/2018/IW-Koeln_Pressekonferenz_Pflege_Materialien_20180906.pdf

Hutwelker, M. (2005). Zum Problem der Professionalisierungsbedürftigkeit pflegerischen Handelns. In H. Bollinger & A. Gerlach (Hrsg.), Gesundheitsberufe im Wandel. Soziologische Beobachtungen und Interpretationen (S. 147–160). Frankfurt a.M.: Mabuse-Verlag.

IAW – Institut für Angewandte Wirtschaftsforschung e.V. (2011). Evaluation bestehender Mindestlohnregelungen. Branche: Pflege. Abschlussbericht an das Bundesministerium für Arbeit und Soziales (BMAS). Abgerufen am 30.07.2021 von https://www.iaw.edu/files/dokumente/iaw_abschlussbericht_evaluation_mindestlohnregelungen_pflege_310 82011.pdf

ICN – International Council of Nurses (2016). Pflegethemen. Nurse-to-Patient Ratios (NtPR) (Zahlenverhältnis Pflegefachperson zu Patienten). Abgerufen am 26.07.2021 von https://www.dbfk.de/media/docs/download/Internationales/ICN-Faktenblatt-Nurse-to-Patient-Ratios-2016.pdf

Igl, G. (2017). Das Gesetz zur Reform der Pflegeberufe – gelungene oder nur fast gelungene Reform der Pflegeberufe? Medizinrecht, 35, 859–863. Doi: https://doi.org/10.1007/s00 350-017-4752-4

Illich, I. (2007). Die Nemesis der Medizin. Die Kritik der Medikalisierung des Lebens. 5. Aufl., München: C.H. Beck.

Institut DGB-Index Gute Arbeit (2018). DGB-Index Gute Arbeit Der Report 2018. Wie die Beschäftigten die Arbeitsbedingungen in Deutschland beurteilen. Berlin: Institut DGB-Index Gute Arbeit.

IQA – Institut Arbeit und Qualifikation der Universität Duisburg-Essen (o.J. a). Krankenhäuser und Betten nach Trägerschaft 1992 – 2018. Abgerufen am 24.07.2021 von https://www.sozialpolitik-aktuell.de/files/sozialpolitik-aktuell/_Politikfelder/Gesund heitswesen/Datensammlung/PDF-Dateien/abbVI32b.pdf

IQA – Institut Arbeit und Qualifikation der Universität Duisburg-Essen (o.J. b). Ambulante und stationäre Pflegedienste nach Trägern 2019. Abgerufen am 24.07.2021 von https://www.sozialpolitik-aktuell.de/files/sozialpolitik-aktuell/_Politikfelder/Gesund heitswesen/Datensammlung/PDF-Dateien/abbVI56_57.pdf

Isfort, M. (2003a). Wissen & Tun. Pflege Aktuell, 57(5), 274–277.

Isfort, M. (2003b). Die Professionalität soll in der Praxis ankommen. Pflege Aktuell, 57(6), 325–329.

Isfort, M., Rottländer, R., Weidner, F., Tucman, D., Gehlen, D., Hylla, J. (2016): Pflege-Thermometer 2016. Eine bundesweite Befragung von Leitungskräften zur Situation der Pflege und Patientenversorgung in der ambulanten Pflege [E-Book]. Abgerufen von https://www.dip.de/fileadmin/data/pdf/projekte/Endbericht_Pflege-Thermometer_2016-MI-2.pdf am 13.07.2021.

Isfort, M., Weidner, F. et al. (2010). Pflege-Thermometer 2009. Eine bundesweite Befragung von Pflegekräften zur Situation der Pflege und Patientenversorgung im Krankenhaus. Köln: Deutsches Institut für angewandte Pflegeforschung e.V. (dip).

Kälble, K. & Pundt, J. (2016). Pflege und Pflegebildung im Wandel – der Pflegeberuf zwischen generalistischer Ausbildung und Akademisierung. In K. Jacobs, A. Kuhlmey, S. Greß, J. Klauber, A. Schwinger (Hrsg.), Pflegereport 2016. Schwerpunkt: Die Pflegenden im Fokus (S. 37–50). Stuttgart: Schattauer.

Kälble, K. (2005). Die ‚Pflege' auf dem Weg zur Profession? Zur neueren Entwicklung der Pflegeberufe vor dem Hintergrund des Wandels und der Ökonomisierung im Gesundheitswesen. J. Eurich, A. Brink, J. Hädrich, A. Langer, P. Schröder (Hrsg.), Soziale Institutionen zwischen Markt und Moral. Führungs- und Handlungskontexte (S. 215–245). Wiesbaden: VS Verlag für Sozialwissenschaften.

Kälble, K. (2013). Der Akademisierungsprozess der Pflege. Eine Zwischenbilanz im Kontext aktueller Entwicklungen und Herausforderungen. Bundesgesundheitsblatt – Gesundheitsforschung – Gesundheitsschutz, 56(8), 127–1134. Doi: https://doi.org/10.1007/s00 103-013-1753-y

Kälble, K. (2017). Zur Professionalisierung der Pflege in Deutschland. Stand und Perspektiven. In T. Sander & S. Dangendorf (Hrsg.), Akademisierung der Pflege. Berufliche Identitäten und Professionalisierungspotentiale im Vergleich der Sozial- und Gesundheitsberufe (S. 27–58). Weinheim, Basel: Beltz Juventa.

Kane, R. L., Shamliyan, T., Mueller, C., Duval, S., Wilt, T. J. (2007). Nurse staffing and quality of patient care. Evidence report/technology assessment, (151), 1–115.

Kant, I. (1784). Beantwortung der Frage: Was ist Aufklärung? Berlinische Monatsschrift, H. 12, 481–494. Oder Online: Abgerufen am 26.07.2021 von https://www.deutschestextar chiv.de/book/view/kant_aufklaerung_1784?p=20

Kant, I. (2004). Was ist Aufklärung? Abgerufen am 28.07.2021 von https://www.rosalux.de/fileadmin/rls_uploads/pdfs/159_kant.pdf

Käppeli, S. (2011). Einleitung. In S. Käppeli, (Hrsg.), Pflegewissenschaft in der Praxis. Eine kritische Reflexion (S. 9–10). Bern: Hans Huber.

Karagiannidis, C., Hermes, C., Krakau, M., Löffert, K., Welte, T., Janssens, U. (2019). Intensivmedizin: Versorgung der Bevölkerung in Gefahr. Dtsch Arztebl, 116(10), A-462/B-378/C-374.

Kellner, A. (2011). Von Selbstlosigkeit zur Selbstsorge. Eine Genealogie der Pflege. Berlin: Lit-Verlag.

Kellnhauser, E. (2000). Pflegemanagement und Pflegepädagogik. Ergebnisse eines Studiums und Chancen auf dem Arbeitsmarkt. 1. Teil. Die Schwester Der Pfleger, 39(10), 696–699.

Kempa, M. (2021b). Versorgung braucht Wissenschaft. Interview mit Prof. Dr. Roland Brühe. Pflege Zeitschrift, 74(6), 9.

Kempa, S. M. (2021a). Bleiben oder gehen? Für Pflegende ist Ethik wichtig. Interview mit Andrea Kuhn. Pflege Zeitschrift, 74(7), 15.

Kersting, K. & Meisterernst, S. (2020). In Widersprüchen denken lernen. Bedeutung von Coolout in der Pflege. Die Schwester Der Pfleger, 59(8), 70–73.

Kersting, K. (1999). „Coolout im Pflegealltag". Pflege & Gesellschaft, 4(3), 53–60.

Kersting, K. (2015). „Bürgerliche Kälte" in der beruflichen Bildung – Strukturelle Bedingungen und Reaktionen von Lehrern. Eine Analyse aus dem Berufsfeld der Pflegepädagogik. In K.-H. Dammer, T. Vogel, H. Wehr (Hrsg.), Zur Aktualität der Kritischen Theorie für die Pädagogik (S. 255–276). Wiesbaden: Springer VS.

Kersting, K. (2016). Was ist Coolout? Abgerufen am 12.07.2021 von https://opac.hs-lu.de/repository/DOC000001/B00207512.pdf

Kersting, K. (2019). „Coolout" in der Pflege. Eine Studie zur moralischen Desensibilisierung. 4 Aufl., Frankfurt a.M.: Mabuse-Verlag.

Kersting, K. (2020a). Die Theorie des Coolout und ihre Bedeutung für die Pflegeausbildung. 2. Aufl., Frankfurt a.M.: Mabuse-Verlag.

Kersting, K. (2020b). Pflegende machen sich kalt. Die Schwester Der Pfleger, 59(7), 68–71.

Kiander, J. (2007). Nationaler Notfall in Finnland: Krankenschwestern kämpfen mit harten Bandagen. Abgerufen am 28.07.2021 von http://library.fes.de/pdf-files/bueros/stockholm/05023.pdf

Klammer, U., Klenner, C., Lillemeier, S. (2018). „Comparable Worth" Arbeitsbewertungen als blinder Fleck in der Ursachenanalyse des Gender Pay Gaps? STUDY. Nr. 014. Abgerufen am 30.07.2021 von https://www.boeckler.de/pdf/p_wsi_studies_14_2018.pdf

Klement, C. (2006). Von der Laienarbeit zur Profession? Zum Handeln und Selbstverständnis beruflicher Akteure in der ambulanten Altenpflege. Opladen: Barbara Budrich.

Kluth, W. (2008). Rechtliche und funktionelle Unterschiede des Kammerrechts zum Vereinsrecht. Abgerufen am 26.07.2021 von http://www.kammerrecht.de/media/aktuelles/Kluth-Chinavortrag_de.pdf

Kluth, W. (2020). Das Auflösungsgesetz verletzt demokratische Prinzipien. Kammermagazin. Mitteilungsblatt der Pflegekammer Niedersachsen, 2, 40–43.

Koalitionsvertrag zwischen SPD, Bündnis90/Die Grünen und FDP (2021). Mehr Fortschritt wagen. Bündnis für Freiheit, Gerechtigkeit und Nachhaltigkeit. Abgerufen am 12.12.2021 von https://www.spd.de/fileadmin/Dokumente/Koalitionsvertrag/Koalitionsvertrag_2021-2025.pdf

Köbe, P. (2021). Vier Szenarien wie ein Pflexit aussehen könnte. Abgerufen am 28.07.2021 von https://www.kma-online.de/blog/artikel/vier-szenarien-wie-ein-pflexit-aussehen-koennte-a-45545

Kollak, I. & Weisgerber, E. (1999). Weiterhin lohnenswert: Pflegestudium. Zum Verbleib der Absolventen des Studiengangs Pflege und Pflegemanagement an der ASFH Berlin. BALK INFO, Fachzeitschrift für Pflege-management, (38), 29.

Kolodziej, D. (2012). Fachkräftemangel in Deutschland Statistiken, Studien und Strategien. Wissenschaftliche Dienste, Deutscher Bundestag. Infobrief der Wissenschaftlichen Dienste: WD 6 – 3010–189/11. Abgerufen am 12.07.2021 von https://www.bundestag.de/resource/blob/192372/e82c8527320c780e9c8f92589bd07489/fachkraeftemangel_in_deutschland-data.pdf

Könninger, S., Kohlen, H., Fischer, N., Kaiser, M. (2021). Auf der Suche nach dem Ethos fürsorglicher Praxis und die Solidarität der Pflege. Professionspolitische Positionen in Zeiten der Corona-Pandemie. In M. Bonacker & G. Geiger (Hrsg.), Pflege in Zeiten der Pandemie. Wie sich Pflege durch Corona verändert hat (S. 61–74). Opladen, Berlin, Toronto: Verlag Barbara Budrich.

Köpke, S., Koch, F., Behncke, A., Balzer, K. (2013). Einstellungen Pflegender in deutschen Krankenhäusern zu einer evidenzbasierten Pflegepraxis. Pflege, 26(3), 163–175.

Krampe, E.-M. (2013). Krankenpflege im Professionalisierungsprozess. Entfeminisierung durch Akademisierung? Die Hochschule: Journal für Wissenschaft und Bildung, 22(1), 43–56.

Krampe, E.-M. (2014). Professionalisierung der Pflege im Kontext der Ökonomisierung. In A. Manzei & R. Schmiede (Hrsg.), 20 Jahre Wettbewerb im Gesundheitswesen, Gesundheit und Gesellschaft (S. 179–197). Wiesbaden: Springer VS.

Krampe, E.-M. (2016). Emanzipation durch Professionalisierung? Akademisierung des Frauenberufs Pflege in den 1990er Jahren: Erwartungen und Folgen. 2. Aufl., Frankfurt a.M.: Mabuse-Verlag.

Kraushaar, D. (1994). Pflegestudium an der Fachhochschule. In D. Schaeffer, M. Moers, R. Rosenbrock (Hrsg.), Public Health und Pflege. Zwei neue gesundheitswissenschaftliche Disziplinen (S. 226–248). Berlin: edition sigma.

Kruse, A. P. (1987). Berufskunde II: Die Krankenpflegeausbildung seit der Mitte des 19. Jahrhunderts. Stuttgart: Kohlhammer.

Kuckeland, H., Loskamp, B. R., Meyer-Rentz, M., Rüller, H. (2019). Prozessorientiert pflegen. Grundlagen der Pflege für die Aus-, Fort- und Weiterbildung. Heft 13. 4. Aufl., Brake: Prodos Verlag.

Kuhn, A. (2016). Die Errichtung einer Pflegekammer in Rheinland-Pfalz. Der fehlende Baustein zur Professionalisierung? Wiesbaden: Springer.

Lademann, J. (2018). Professionalisierung. In C. Büker, J. Lademann, K. Müller (Hrsg.), Moderne Pflege heute. Beruf und Profession zeitgemäß verstehen und leben (S. 103–123). Stuttgart: Kohlhammer.

Landespflegekammer RLP (2018). Ist „Schwester" eine geschützte Bezeichnung? Abgerufen am 20.07.2021 von https://www.pflegemagazin-rlp.de/ist-schwester-eine-geschuetzte-bezeichnung

Landespflegekammer RLP (2021a). Pflege als Heilberuf. Profession Pflege. Profession im Fokus: Internationaler Tag der Pflegenden am 12. Mai. Abgerufen am 28.07.2021 von https://pflegekammer-rlp.de/index.php/pflege-als-beruf.html

Landespflegekammer RLP (2021b). Bekanntgabe des vorläufigen Wahlergebnisses zur Vertreterversammlung der Landespflegekammer Rheinland-Pfalz. Abgerufen am 26.07.2021 von https://www.pflegekammer-rlp.de/files/pflegekammer/images/Wahlordnung/Bekanntgabe_Wahlergebnis_vorl%C3%A4ufig.pdf

Langer, A. (2005). Professionsethik oder Professionsökonomie? Thesen zur Organisation professioneller Dienstleistungen zwischen ökonomischen Instrumenten und weichen Institutionen. In J. Eurich, A. Brink, J. Hädrich, A. Langer, P. Schröder (Hrsg.), Soziale Institutionen zwischen Markt und Moral. Führungs- und Handlungskontexte (S. 187–211). Wiesbaden: VS Verlag für Sozialwissenschaften.

Larson, M. S. (1977). The rise of professionalism: a sociological analysis. Berkeley u.a.: University of California Press.

Lay, R. (2003). Ist „Schwester" noch die richtige Anrede? Pflege Aktuell, 57(5), 278–280.

Lehmann, Y. & Behrens, J. (2016). Akademisierung der Ausbildung und weitere Strategien gegen Pflegepersonalmangel in europäischen Ländern. In K. Jacobs, A. Kuhlmey, S. Greß, J. Klauber, A. Schwinger (Hrsg.), Pflege-Report 2016. Schwerpunkt: Die Pflegenden im Fokus (S. 51–72). Stuttgart: Schattauer.

Lehmann, Y., Ayerle, G., Beutner, K., Karge, K., Behrens, J., Landenberger, M. (2016). Bestandsaufnahme der Ausbildung in den Gesundheitsfachberufen im europäischen Vergleich (GesinE) – zentrale Ergebnisse und Schlussfolgerungen. Appraisal of Educational Programmes and Qualifications of Health Occupations/Professions: A European Comparison – Main Results and Conclusions. Das Gesundheitswesen, 78(6), 407–413. doi: https://doi.org/10.1055/s-0035-1549994

Lehmann, Y., Schaepe, C., Wulff, I., Ewers, M. (2019). Pflege in anderen Ländern: Vom Ausland lernen? Heidelberg: medhochzwei Verlag.

Leisen, J. (2011). Kompetenzorientiert unterrichten. Fragen und Antworten zu kompetenzorientiertem Unterricht und einem entsprechenden Lehr-Lern-Modell. NiU-Physik, 22(123/124), 4–10.

Linseisen, E. (2018). Professionalisierung, Pflege und Politik. Über die Notwendigkeit, ein (berufs-)politisches (Selbst-)Verständnis zu entwickeln. In J. Kemser & A. Kerres (Hrsg.), Lehrkompetenz lehren. Beiträge zur Profilbildung Lehrender (S. 41–56). München: De Gruyter Oldenbourg.

Lorig, W. H. (2007). Vergleich als Methode. Abgerufen am 12.07.2021 von https://www.sowi-online.de/praxis/methode/vergleich_methode.html

Löser-Priester, I. (2002). Professionalisierung der Pflegeberufe [Studienbrief]. Ludwigshafen am Rhein: Fachhochschule Ludwigshafen am Rhein.

Lück, M. & Melzer, M. (2020). Arbeitsbedingungen in der Alten- und Krankenpflege. Höhere Anforderungen, mehr gesundheitliche Beschwerden. baua: Fakten. Abgerufen am 26.07.2021 von https://www.baua.de/DE/Angebote/Publikationen/Fakten/BIBB-BAuA-31.pdf?__blob=publicationFile&v=5

Lücke, S. (2015). Pflege wird ein Beruf. Serie zur Pflegegeschichte – Teil 6. Die Schwester Der Pfleger, 54(2), 42–44.

Lücke, S. (2021). Pflegefachpersonen wie Ingenieure bezahlen. Berechnung eines fairen Pflegelohns. Die Schwester der Pfleger, 60(5), 13.

Luckmann, T. & Sprondel, W. M. (1972). Einleitung. In: T. Luckmann & W. M. Sprondel (Hrsg.), Berufssoziologie (S. 11–21). Köln: Kiepenheuer & Witsch.

Lukuc, S. & Dieckerhoff, M. (2021). Ist das grundständige Pflegestudium zu retten? Heil-berufe, 73(6), 54–55.

Macdonald, K. M. (1995). The Sociology of the Professions. London u.a.: Sage Publications.

Maier, C., Aiken, L., & Busse, R. (2016). Nurses in advanced roles in primary care: Policy levers for implementation OECD Health Working Papers, No. 98. OECD Publishing. Abgerufen am 12.12.2021 von https://www.oecd-ilibrary.org/docserver/a8756593-en.pdf?expires=1639319556&id=id&accname=guest&checksum=6CD16F3B6951B6A 16C2C2458AFF96FDD

Maier, I. (2018). Innovative Modelle des Care- Mixes – Pflegewissenschaft am UK Essen. In Simon, A. (Hrsg.), Akademisch ausgebildetes Pflegefachpersonal. Entwicklung und Chancen (S. 137–143). Berlin: Springer.

Marotzki, U. (2004). Zwischen medizinischer Diagnose und Lebensweltorientierung. Eine Studie zum professionellen Arbeiten in der Ergotherapie. 1. Aufl., Idstein: Schulz-Kirchner.

Marrs, K. (2007). Ökonomisierung gelungen? Pflegekräfte wohlauf? WSI-Mitteilungen, 60(9), 502–507.

Mäteling, A. (2006). Im Labyrinth der Pflegelehrerausbildung: Eine Bestandsanalyse unter besonderer Berücksichtigung der Bundesländer Nordrhein-Westfalen und Niedersachsen. Bochum, Freiburg: Projekt Verlag.

Mauritz, M., Kistler, A., Drube, P., Zieger, B. (2015). Selbstverwaltung der Pflege. Emanzi-pation einer Berufsgruppe. In P. Zängle (Hrsg.), Zukunft der Pflege. 20 Jahre Norddeut-sches Zentrum zur Weiterentwicklung der Pflege (S. 131–146). Wiesbaden: Springer.

Mayer, H. (2010). „Verwissenschaftlichung" der Pflege Chance zur Emanzipation? Ein Dis-kurs aktueller Entwicklungen unter professionsspezifischem und feministischem Blick-winkel. In E. Appelt, M. Heidegger, M. Preglau, M. A. Wolf (Hrsg.), Who Cares? Pflege und Betreuung in Österreich – eine geschlechterkritische Perspektive (S. 41–51). Inns-bruck: StudienVerlag.

Mayer, H. (2016). Geleitwort. In V. Kleibel & C. Urban-Huser (Hrsg.), Caring – Pflicht oder Kür? Gestaltungsspielräume für eine fürsorgliche Praxis (S. 5–8). Wien: Facultas.

McDonald's Ausbildungsstudie (2019). Kinder der Einheit. same same but (still) different! Eine Repräsentativbefragung junger Menschen im Alter von 15 bis unter 25 Jahren. München: McDonald's Deutschland Inc.

McHugh, M. D., Aiken, L. H., Sloane, D. M., Windsor, C., Douglas, C., & Yates, P. (2021). Effects of nurse-to-patient ratio legislation on nurse staffing and patient mortality, re-admissions, and length of stay: a prospective study in a panel of hospitals. Lancet (Lon-don, England), 397(10288), 1905–1913.

Mertens, A., Overberg, J., Röbken, H., Deppermann, J., Gockel, J., Heckroth, A., Schnittger, T., Wiedermann, F., Kadmon, M. (2018). Die Akademisierung der Pflege aus Sicht der Pflegekräfte: eine Querschnittstudie in Krankenhäusern im Nordwesten Deutschlands. Pflege, 32(1), 17-29.

Meyer, G. (2021). Über- und Fehlversorgung vermeiden. Warum eine Krankenhausstruktur-reform nötig ist. Die Schwester Der Pfleger, 60(4), 66–68.

Meyer-Kühling, I. (2019). Akademisierung fördern. Wissenschaftstransfer in die Praxis unterstützen. Pflege Zeitschrift, 72(8), 17–19.

Mieg, H. A. (2018). Professionalisierung. Essays zu Expertentum, Verberuflichung und pro-fessionellem Handeln. Potsdam: Verlag der Fachhochschule Potsdam.

Mitchell, P. H., & Lang, N. M. (2004). Nurse staffing: a structural proxy for hospital quality?. Medical Care, 42(1), 1–3.

Mittler, D. (2021). Der Erfolg der Freiwilligkeit. Abgerufen am 26.07.2021 von https://www.sueddeutsche.de/bayern/bayern-sozialpolitik-vereinigung-pflegende-erfolg-1.5251070

Mohan, R. (2019). Die Ökonomisierung des Krankenhauses. Eine Studie über den Wandel pflegerischer Arbeit. Bielefeld: transcript.

Mohr, J., Fischer, G., Lämmel, N., Höß, T., Reiber, K. (2020). Pflege im Spannungsfeld von Professionalisierung und Ökonomisierung – Oder: Kann der Pflegeberuf wirklich attraktiver werden? In Bundeszentrale für politische Bildung (Hrsg.), Pflege – Praxis – Geschichte – Politik (S. 203–213). Bonn: Bundeszentrale für politische Bildung.

Moiseiwitsch, J. (2021). Auflösung der Pflegekammer Schleswig-Holstein. Weiterentwicklung des Pflegeberufs in Gefahr? Abgerufen am 26.07.2021 von https://www.rechtsdepesche.de/aufloesung-der-pflegekammer-schleswig-holstein/

Moses, S. (2015). Die Akademisierung der Pflege in Deutschland. Bern: Hans Huber.

Motzke, K. (2014). Soziale Arbeit als Profession. Zur Karriere „sozialer Hilfstätigkeit" aus professionssoziologischer Perspektive. Opladen: Barbara Budrich.

Needleman, J., Buerhaus, P., Mattke, S., Stewart, M., & Zelevinsky, K. (2002). Nurse-staffing levels and the quality of care in hospitals. The New England journal of medicine, 346(22), 1715–1722.

Niedersächsische Staatskanzlei (2020). 70,6 Prozent stimmen gegen Fortbestand der Pflegekammer – Ministerin Carola Reimann: „Entscheidung gegen die Pflegekammer eindeutig – werden Gesetzentwurf zur Auflösung vorlegen". Abgerufen am 26.07.2021 von https://www.stk.niedersachsen.de/startseite/presseinformationen/70-6-prozent-stimmen-gegen-fortbestand-der-pflegekammer-ministerin-carola-reimann-entscheidung-gegen-die-pflegekammer-eindeutig-werden-gesetzentwurf-zur-auflosung-vorlegen-192221.html

Niedersächsischer Landtag (2021). Entwurf eines Gesetzes zur Umsetzung der Auflösung der Pflegekammer Niedersachsen. Gesetzentwurf der Landesregierung – Drs. 18/8244. Abgerufen am 26.07.2021 von https://www.landtag-niedersachsen.de/Drucksachen/Drucksachen_18_10000/09001-09500/18-09084.pdf

Niedersächsisches Ministerium für Soziales, Gesundheit und Gleichstellung (2021). Pflegekammer Niedersachsen. Pflegekammer Niedersachsen wird aufgelöst. Abgerufen am 26.07.2021 von https://www.ms.niedersachsen.de/startseite/soziales_inklusion/soziales/pflege_in_niedersachsen/pflegekammer/pflegekammer-niedersachsen-110014.html

Nordhausen, T. & Hirt, J. (2020). Manual zur Literaturrecherche in Fachdatenbanken [E-Book]. Abgerufen von https://refhunter.eu/files/2020/01/Manual_4.0_VFinal.pdf am 12.07.2021.

Oevermann, U. (1981a). Professionalisierung der Pädagogik – Professionalisierbarkeit pädagogischen Handelns [Manuskript]. Berlin: Freie Universität.

Oevermann, U. (1981b). Fallrekonstruktion und Strukturgeneralisierung als Beitrag der objektiven Hermeneutik zur soziologisch-strukturtheoretischen Analyse [unveröffentlichtes Manuskript]. Frankfurt a. M.: Universitätsbibliothek Johann Christian Senckenberg.

Oevermann, U. (1996). Theoretische Skizze einer revidierten Theorie professionalisierten Handelns. In A. Combe & W. Helsper (Hrsg.), Pädagogische Professionalität. Untersuchungen zum Typus pädagogischen Handelns (S. 70–182). Frankfurt a.M.: Suhrkamp Verlag.

Oevermann, U. (1999). Zur Sache. Die Bedeutung von Adornos methodologischem Selbstverständnis für die Begründung einer materialen soziologischen Strukturanalyse. In: L. von Friedeburg & J. Habermas (Hrsg.), Adorno-Konferenz 1983 (S. 234–289). 3. Aufl., Frankfurt a.M.: Suhrkamp Verlag.

Oevermann, U. (2002). Professionalisierungsbedürftigkeit und Professionalisiertheit pädagogischen Handelns. In M. Kraul, W. Marotzki, C. Schweppe (Hrsg.), Biographie und Profession (S. 19–63). Bad Heilbrunn: Klinkhardt.

Oevermann, U. (2004). Sozialisation als Prozess der Krisenbewältigung. In D. Geulen & H. Veith (Hrsg.), Sozialisationstheorie interdisziplinär. Aktuelle Perspektiven (S. 155–182). Stuttgart: Lucius & Lucius.

Oevermann, U. (2005). Wissenschaft als Beruf. Die Professionalisierung wissenschaftlichen Handelns und die gegenwärtige Universitätsentwicklung. Die Hochschule: Journal für Wissenschaft und Bildung, 14(1), 15–51.

Oevermann, U. (2013). Die Problematik der Strukturlogik des Arbeitsbündnisses und der Dynamik von Übertragung und Gegenübertragung in einer professionalisierten Praxis von Sozialarbeit. In: R. Becker-Lenz, S. Busse, G. Ehlert, S. Müller-Hermann (Hrsg.), Professionalität in der Sozialen Arbeit. Standpunkte, Kontroversen, Perspektiven (S. 119–147). Wiesbaden: Springer VS.

Ophardt, D. (2006). Professionelle Orientierungen von Lehrerinnen und Lehrern unter den Bedingungen einer Infragestellung der Vermittlungsfunktion. Eine qualitativ-rekonstruktive Studie an einer Hauptschule im Reformprozess (Dissertation). Freien Universität Berlin, Berlin.

Ospelt, N. (2014). Zoff auf Station. Konflikte im Team und wie man damit umgeht. Lege artis – Das Magazin zur ärztlichen Weiterbildung, 4(5), 288–292.

Parnack, C. (2021). Helden der Selbstverzwergung. Die Bedingungen in ihrer Branche sind mies, doch dagegen könnten die Pflegekräfte selbst viel mehr tun. Abgerufen am 28.07.2021 von https://www.zeit.de/2021/08/pflegekraefte-arbeitsbedingungen-gesund heitsbranche-pflegekammer-corona-krise?utm_referrer=https%3A%2F%2Fwww.goo gle.com%2F

Parson, T. (1968). Professions. In D. L. Sills (Ed.), International Encyclopedia of the Social Sciences, 12, 536–547.

Pfadenhauer, M. (2003). Professionalität. Eine wissenssoziologische Rekonstruktion institutionalisierter Kompetenzdarstellungskompetenz. Wiesbaden: Springer Fachmedien.

Pfau-Effinger, B., Och, R., Eichler, M. (2008). Ökonomisierung, Pflegepolitik und Strukturen der Pflege älterer Menschen. In A. Evers & R. G. Heinze (Hrsg.), Sozialpolitik. Ökonomisierung und Entgrenzung (S. 83–98). Wiesbaden: Springer VS.

Pflege am Boden (2014). Für eine bessere Pflege in Deutschland. 10 Forderungen von „Pflege am Boden". Abgerufen am 28.07.2021 von http://www.pflege-am-boden.de/For derungen/10%20Forderungen%20Kurzfassung.pdf

Pflegeberufekammer SH (2019). Jahresbericht 2018/2019. Pflegeberufekammer Schleswig-Holstein K.d.ö.R.: Neumünster.

Pflegeberufekammer SH (2021a). Pressemitteilung der Pflegeberufekammer Schleswig-Holstein. Deutliche Mehrheit der Mitglieder stimmt gegen Kammer. Abgerufen am 26.07.2021 von https://pflegeberufekammer-sh.de/wp-content/uploads/2021/03/21-03-25-PM-PBK-SH-Deutliche-Mehrheit-der-Mitglieder-gegen-Kammer.pdf

Pflegeberufekammer SH (2021b). Jahresabschlussbericht 2020/2021b. Pflegeberufekammer Schleswig-Holstein K.d.ö.R.: Neumünster.

Pflegestudium.de (2016). Pflege-Studiengänge in Deutschland 2016. Aktuelle Daten und Statistiken. Abgerufen am 28.07.2021 von https://www.pflegestudium.de/fileadmin/user_u pload/Inhalte/pflegestudium.de/Pflege-Studieng%C3%A4nge_Deutschland_2016.pdf

Pradhan, R., Weech-Maldonado, R., Harman, J. S., Al-Amin, M., Hyer, K. (2014). Private Equity Ownership of Nursing Homes: Implications for Quality. Journal of Health Care Finance, 42(2), 1–14.

Radtke, R. (2020). Bedarf an Pflegekräften in Deutschland bis 2035. Abgerufen am 12.12.2021 von https://de.statista.com/statistik/daten/studie/172651/umfrage/bedarf-an-pflegekraeften-2025/

Raven, U. (2007). Zur Entwicklung eines »professional point of view« in der Pflege. Auf dem Weg zu einer strukturalen Theorie pflegerischen Handelns. PrInterNet, 9(3), 196–209.

Reinhardt, S. (2007). Die Fallstudie als Konkretion des Fallprinzips und als handlungsorientierte Methode (am Beispiel des Falles „Christian"). Abgerufen am 28.07.2021 von https://wcms.itz.uni-halle.de/download.php?down=1126&elem=1016252

Reinhart, M. (2015). Von der (Pflege)Wissenschaft zum (Pflege)Handeln. Wissenstransfer als betriebliche Aufgabe. In Zängl, P. (Hrsg.), Zukunft der Pflege. 20 Jahre Norddeutsches Zentrum zur Weiterentwicklung der Pflege (S. 41–52). Wiesbaden: Springer VS.

Reinhart, M. (2020). Die Pflegeberufe im Kontext des gesellschaftlichen Wandels. Die Schwester Der Pfleger, 59(12), S. 86–88.

Reuschenbach, B. & Darmann-Finck, I. (2018). Pflege studieren – Intentionen, Strukturen und Erfahrungen. In K.-H. Sahmel, (Hrsg.), Hochschuldidaktik der Pflege und Gesundheitsfachberufe (S. 63–75). Berlin, Heidelberg: Springer.

RKI – Robert Koch-Institut (2015). Gesundheit in Deutschland. Gesundheitsberichterstattung des Bundes. Gemeinsam getragen von RKI und Destatis. RKI: Berlin. Doi: https://doi.org/10.17886/rkipubl-2015-003

Robert Bosch Stiftung (1992). Pflege braucht Eliten – Denkschrift der Kommission der Robert Bosch Stiftung zur Hochschulausbildung für Lehr- und Leitungskräfte in der Pflege. Gerlingen: Blecher.

Rochefort, C. M., Beauchamp, M. E., Audet, L. A., Abrahamowicz, M., Bourgault, P. (2020). Associations of 4 Nurse Staffing Practices With Hospital Mortality. Medical care, 58(10), 912–918.

Roßbruch, R. (2014). Zur Errichtung von Pflegekammern – Der Wahnsinn der Pflegekammergegner hat Methode. GuP – Gesundheit und Pflege, 2, 53–58.

Roßbruch, R. (2017). „Direktionsrecht versus Berufsordnung". Abgerufen am 26.07.2021 von https://www.pflegekammer-nds.de/files/downloads/regionalkonferenzen/PKNDS_KvO_ProfRo%C3%9Fbruch_20191127.pdf

Rothgang, H. et al. (2020). Entwicklung eines wissenschaftlich fundierten Verfahrens zur einheitlichen Bemessung des Personalbedarfs in Pflegeeinrichtungen nach qualitativen

und quantitativen Maßstäben gemäß § 113c SGB XI (PeBeM). Bremen: SOCIUM For-
schungszentrum Ungleichheit und Sozialpolitik, Institut für Public Health und Pflegeforschung (IPP), Institut für Arbeit und Wirtschaft (iaw) und Kompetenzzentrum für
Klinische Studien Bremen (KKSB).

Rothgang, H., Müller, R., Unger, R. (2012). Themenreport „Pflege 2030" Was ist zu erwarten – was ist zu tun? Gütersloh: Bertelsmann Stiftung.

Rübenstahl, M. (2011). »Wilde Schwestern«. Krankenpflegereform um 1900. 3. Aufl., Frankfurt a.M.: Mabuse-Verlag.

Rudnicka, J. (2021). Studienberechtigtenquote in Deutschland bis 2019 in Deutschland
bis 2019. Abgerufen am 12.12.2021 von https://de.statista.com/statistik/daten/studie/197
825/umfrage/studienberechtigte-mit-studienbeginn-im-jahr-der-hochschuberechtigung/

Sacchi, S. (1994). Politische Aktivierung und Protest in Industrieländern – Stille Revolution
oder Kolonisierung der Lebenswelt? Zeitschrift für Soziologie, 23(4), 323-338.

Sahmel, K.-H. (2018a). Pflegenotstand – ist das Ende der Menschlichkeit erreicht? Plädoyer
gegen die Ökonomisierung der Pflege. Pflegezeitschrift, 71(6), 18–20.

Sahmel, K.-H. (2018b). Die Entwicklung der Pflegelehrer-Bildung in Deutschland – Rück-
blick und Ausblick. In K.-H. Sahmel (Hrsg.), Hochschuldidaktik der Pflege und Gesundheitsfachberufe (S. 41–51). Berlin, Heidelberg: Springer.

Sander, T. (2017). Wer ‚pflegt' wen? Akademisierung und Professionalisierung in der Pflege.
In T. Sander & S. Dangendorf (Hrsg.), Akademisierung der Pflege. Berufliche Identitäten
und Professionalisierungspotentiale im Vergleich der Sozial- und Gesundheitsberufe (S.
10–26). Weinheim, Basel: Beltz Juventa.

Sandmann, P. (2021). Situation in der Altenpflege. Millionen Überstunden werden nicht
bezahlt. Abgerufen am 26.07.2021 von https://www.n-tv.de/politik/Millionen-Uberst
unden-werden-nicht-bezahlt-article22503028.html

Sasichay-Akkadechanunt, T., Scalzi, C. C., Jawad, A. F. (2003). The relationship between
nurse staffing and patient outcomes. The Journal of Nursing Administration, 33(9), 478-
485. Doi: https://doi.org/10.1097/00005110-200309000-00008

Schaeffer, D. (2004). Zur Professionalisierbarkeit von Public Health und Pflege. In D.
Schaeffer, M. Moers, & R. Rosenbrock (Hrsg.), Public Health und Pflege. Zwei
neue gesundheitswissenschaftliche Disziplinen (S. 103–126), 2. Auflage. Berlin: edition
sigma.

Schaeffer, D. (2011). Professionalisierung der Pflege – Verheißungen und Realität.
Gesundheits- und Sozialpolitik, 65(5/6), 30–37.

Schaeffer, D., Moers, M., Steppe, H. (2008). Pflegewissenschaft – Entwicklungsstand und
Perspektiven einer neuen Disziplin. In D. Schaeffer, M. Moers, H. Steppe, A. Meleis
(Hrsg.), Pflegetheorien. Beispiele aus den USA (S. 7–16). 2. ergänzte Aufl., Bern: Hans
Huber.

Schleswig-Holsteinischer Landtag (2021). Auflösung der Pflegekammer beschlossen. Abgerufen am 26.07.2021 von https://www.landtag.ltsh.de/nachrichten/21_05_pflegekam
mer_aufloesung/

Schmeiser, M. (2006). Soziologische Ansätze der Analyse von Professionen, der Professionalisierung und des professionellen Handelns. Soziale Welt, 57(3), 295–318.

Schmidbauer, M. (2002). Vom „Lazaruskreuz" zu „Pflege aktuell". Professionalisierungs-
diskurse in der deutschen Krankenpflege 1903–2000. Königstein/Taunus: Ulrike Helmer
Verlag.

Schmidt, K. (2017). Who Cares? Strukturelle Ungleichheiten in den Arbeits- und Berufs-
bedingungen der Pflege – Empirische Ergebnisse zu den Deutungs- und Bewältigungs-
mustern von Pflegekräften. Femina Politica – Zeitschrift für feministische Politikwissenschaft, 26(2), 89–101.

Schmucker, R. (2020). Arbeitsbedingungen in Pflegeberufen Ergebnisse einer Sonderaus-
wertung der Beschäftigtenbefragung zum DGB-Index Gute Arbeit. In K. Jacobs, A.
Kuhlmey, S. Greß, J. Klauber, A. Schwinger (Hrsg.), Pflege-Report 2019. Mehr Personal
in der Langzeitpflege – aber woher? (S.49–60). Berlin, Heidelberg: Springer.

Schnase, S. (2019). Der Personalmix macht's. Pflege-Forschung aus Bremen. Abgerufen am
28.07.2021 von https://taz.de/Pflege-Forschung-aus-Bremen/!5644543/

Schöniger, U. (1998). Pflege zwischen Macht-Haben und Ohnmächtig-Sein. Die Ambivalenz
der Pflegenden im Umgang mit Macht. Pflegekompetenz, Ethik, Persönlichkeit, 26(1), 4–
10.

Schroeder, W. (2018). Interessenvertretung in der Altenpflege. Zwischen Staatszentrierung
und Selbstorganisation. Wiesbaden: Springer VS.

Schroeter, K. R. (2019). Die Pflege und ihre Wissenschaft(en) – im Spagat zwischen Professionalisierung und disziplinenübergreifender Wissenschaftspraxis. Pflege & Gesellschaft,
24(1), 18–31.

Schwinger, A. (2018). Die Bundespflegekammer als Interessenvertretung der Pflege – zu
hohe Erwartungen? In U. Repschläger, C. Schulte, N. Osterkamp (Hrsg.), BARMER
Gesundheitswesen aktuell 2018. Beiträge und Analysen (S. 30–45). Berlin: Barmer.

Sell, S. (2020). Die Zukunft der stationären Altenpflege zwischen Mindestlohn und wenn,
dann mehr Hilfskräften? Kritische Anmerkungen angesichts einer doppelten Ab-senkung
in einem ganz besonderen Arbeitsfeld. Abgerufen am 28.07.2021 von https://aktuelle-
sozialpolitik.de/2020/02/25/die-zukunft-der-stationaeren-altenpflege-zwischen-mindes
tlohn-und-hilfskraeften/

Sell, S. (2021). Erst Niedersachsen, jetzt Schleswig-Holstein. Vom kurzen Leben der
Pflegekammern und der Frage, ob und wer denn die Lücke füllen kann. Abgerufen
am 25.07.2021 von https://aktuelle-sozialpolitik.de/2021/05/26/vom-kurzen-leben-der-
pflegekammern/

Senghaas-Knobloch, E. (2008). Care-Arbeit und das Ethos fürsorglicher Praxis unter neuen
Marktbedingungen am Beispiel der Pflegepraxis. Berliner Journal für Soziologie, 18(2),
221-243. Doi: https://doi.org/10.1007/s11609-008-0016-5

Siegrist, J. (2005). Medizinische Soziologie. 6. Aufl., München, Jena: Urban & Fischer.

Siepmann, M. & Groneberg, D. A. (2012). Der Arztberuf als Profession – die strukturtheoretische Perspektive. Zentralblatt für Arbeitsmedizin, Arbeitsschutz und Ergonomie, 62(1),
50–54.

Simon, A. & Flaiz (2015). Sichtweisen der Ärzteschaft zur Professionalisierung der Pflege.
HeilberufeSCIENCE, 6(4), 86–93. Doi: https://doi.org/10.1007/s16024-015-0253-4

Simon, A. (2018). Akademisch ausgebildetes Pflegefachpersonal. Entwicklung und Chancen. Berlin. Springer.

Simon, M. (2014). Ökonomisierung und soziale Ungleichheit in Organisationen des Gesundheitswesens. Das Beispiel des Pflegedienstes im Krankenhaus. In A. Manzei & R.
Schmiede (Hrsg.), 20 Jahre Wettbewerb im Gesundheitswesen, Gesundheit und Gesellschaft (S. 157–177). Wiesbaden: Springer VS.

Simon, M. (2015a). Unterbesetzung und Personalmehrbedarf im Pflegedienst der allgemeinen Krankenhäuser. Eine Schätzung auf Grundlage verfügbarer Daten [E-Book]. Abgerufen von https://www.verdi.de/++file++55e956fcbdf98d1a0200001d/download/Simon__
2015__Unterbesetzung_und_Personalmehrbedarf_im_Pflegedienst.pdf am 12.07. 2021.
Simon, M. (2015b). Lobbyismus in der Gesundheitspolitik. Abgerufen am 26.07.2021 von
https://www.bpb.de/politik/innenpolitik/gesundheitspolitik/200658/lobbyismus-in-der-
gesundheitspolitik
Simon, M. (2016a). Erkenntnisse zur Pflegepersonalausstattung in Deutschland –wird das
KHSG die Wende einleiten? Abgerufen am 12.07.2021 von https://www.aps-ev.de/wp-
content/uploads/2016/09/WS27_Simon.pdf
Simon, M. (2016b). Die ökonomischen und strukturellen Veränderungen des Krankenhaus-
bereichs seit den 1970er Jahren. In I. Bode & W. Vogd (Hrsg.), Mutationen des Krankenhauses. Soziologische Diagnosen in organisations- und gesellschaftstheoretischer Perspektive (S. 29–46). Wiesbaden: Springer VS.
Simon, M. (2016c). Workshop 3: Ökonomische Konsequenzen & Chancen – ist der Einsatz
akademisch qualifizierter Pflegender bezahlbar? Impuls: Ökonomische Dimensionen der
Etablierung einer hochschulischen Erstausbildung in der Pflege. In DGP, R. Stemmer,
H. Recken (Hrsg.), Die Zukunft der Gesundheitsversorgung – der Beitrag akademisier-
ter Pflegender. Tagungsdokumentation zur Fachtagung am 5. November 2015 in der
Repräsentanz der Robert Bosch Stiftung Berlin (39–42). Osnabrück: DGP e.V..
Simon, M. (2020). Das DRG-Fallpauschalensystem für Krankenhäuser. Kritische Bestands-
aufnahme und Eckpunkte für eine Reform der Krankenhausfinanzierung jenseits des
DRG-Systems. Working Paper Forschungsförderung der Hans-Böckler-Stiftung, Nr.
196, November 2020. Abgerufen am 12.12.2021 von https://www.boeckler.de/pdf/p_f
ofoe_WP_196_2020.pdf
Simon, M., Tackenberg, P., Hasselhorn, H.-M., Kümmerling, A., Büscher, A., Müller B. H.
(2005). Auswertung der ersten Befragung der NEXT-Studie in Deutschland. Wuppertal:
Universität Wuppertal.
Slotala, L. & Bauer, U. (2009). „Das sind bloß manchmal die fünf Minuten, die fehlen." Pflege zwischen Kostendruck, Gewinninteressen und Qualitätsstandards. Pflege &
Gesellschaft, 14(1), 54–66.
Sozialgesetzbuch (SGB) Fünftes Buch (V) idF vom 20.12.1988 (BGBl. I S. 2477, 2482)
zuletzt geändert durch Artikel 1 des Gesetzes vom 11. Juli 2021 (BGBl. I S. 2754).
Spiegel Wirtschaft (2007). Keine Massenkündigung in finnischen Krankenhäusern. Tarif-
konflikt. Abgerufen am 28.07.2021 von https://www.spiegel.de/wirtschaft/tarifkonflikt-
keine-massenkuendigung-in-finnischen-krankenhaeusern-a-518258.html
Springer Medizin (2018). Pflegende sind kaum organisiert. Heilberufe 70(2), 64.
SpringerPflege (2021). Baustellen in der Pflege angehen. Abgerufen am 12.12.2021 von
https://www.springerpflege.de/pflegerat/baustellen-in-der-pflege-angehen/19614420
Sprondel, W. (1972). „Emanzipation" und „Professionalisierung" des Pflegeberufes —
Soziologische Aspekte einer beruflichen Selbstdeutung. In M. Pinding (Hrsg.), Kranken-
pflege in unserer Gesellschaft : Aspekte aus Praxis und Forschung (S. 17–26). Stuttgart:
Ferdinand Enke.
Starystach, S. & Bär, S. (2019). Feindliche Übernahme? Krankenhauspflege in Zeiten der
Ökonomisierung. Kölner Zeitschrift für Soziologie und Sozialpsychologie, 71, 211–235.

Statistik der Bundesagentur für Arbeit (2020). Berichte: Blickpunkt Arbeitsmarkt – Arbeitsmarktsituation im Pflegebereich. Nürnberg: Bundesagentur für Arbeit Statistik/Arbeitsmarktberichterstattung.

Statistikamt Nord – Statistisches Amt für Hamburg und Schleswig-Holstein (2021). Statistik informiert... Nr. 64/2021. Abgerufen am 14.07.2021 von https://www.statistik-nord.de/fil eadmin/Dokumente/Presseinformationen/SI21_064.pdf

Statistisches Bundesamt (Destatis) (2020). Pressemitteilung Nr. N085 vom 23. Dezember 2020. Abgerufen am 28.07.2021 von https://www.destatis.de/DE/Presse/Pressemitteilun gen/2020/12/PD20_N085_224.html

Staudhammer, M. (2018). Prävention von Machtmissbrauch und Gewalt in der Pflege. Berlin, Heidelberg: Springer.

Stemmer, R. (2003): Zum Verhältnis von professioneller Pflege und pflegerischer Sorge. In Deutsche Gesellschaft für Pflegewissenschaft e.V. (Hrsg.), Pflege und Gesellschaft. Sonderausgabe. Das Originäre der Pflege entdecken. Pflege beschreiben, erfassen, begrenzen (S. 43–62). Frankfurt a.M.: DGP.

Steppe, H. (2000). Die Pflege und ihr gesellschaftspolitischer Auftrag. Pflege, 13(2), 85–90.

StMGP Bayern – Bayerisches Staatsministerium für Gesundheit und Pflege (2021). Für Fach- und Pflegekräfte. Abgerufen am 26.07.2021 von https://www.stmgp.bayern.de/ meine-themen/fuer-fach-und-pflegekraefte/

Stöcker, G. (2021).Auf Du und Du. Kommunikative Kompetenzen und interprofessionelle Zusammenarbeit. Die Schwester Der Pfleger, 60(10), 86–88.

Streckeisen, U. (2015). (Wider dem) Abschied vom Professionsbegriff? – Professionstheorie auf dem Prüfstand. In J. Pundt & K. Kälble (Hrsg.), Gesundheitsberufe und gesundheitsberufliche Bildungskonzepte (S. 39–62). Bremen: Apollon University Press.

Strittmatter, V. & Sauer, M. (2015). Pflege studieren? Die Diskussion um die Akademisierung der Pflege in Deutschland. In M. Schäfer, M. Kriegel, T. Hagemann (Hrsg.), Neue Wege zur akademischen Qualifizierung im Sozial- und Gesundheitssystem. Berufsbegleitend studieren an Offenen Hochschulen (S. 69–80). Münster: Waxmann.

Stückler, A. (2014). Gesellschaftskritik und bürgerliche Kälte. Soziologie, 43(3), 278–299.

Szepan, N.-M. (2021). Den Verantwortungsbereich der Pflege ausweiten. Community Health Nursing aus Krankenkassensicht. Die Schwester Der Pfleger, 60(1), 56–59.

Tannen, A., Feuchtinger, J., Strohbücker, B., Kocks, A. (2016). Survey zur Einbindung von Pflegefachpersonen mit Hochschulabschlüssen an deutschen Universitätskliniken – Stand 2015. Zeitschrift für Evidenz, Fortbildung und Qualität im Gesundheitswesen (ZEFQ), 120, 39–46.

Techniker Krankenkasse – TK (2017). Ein Masterplan für die Pflege. Die Position der TK. Abgerufen am 30.07.2021 von https://www.tk.de/resource/blob/2042726/a52e0cba10fd 816e0b772b2a40ab0f38/tk-position---masterplan-fuer-die-pflege-data.pdf

Teigeler, B. (2021). Kein Ende der Dumping-Löhne? Gescheiterter Tarifvertrag. Die Schwester Der Pfleger, 60(5), 4-9.

Thiekötter, A. (2006). Pflegeausbildung in der Deutschen Demokratischen Republik. Ein Beitrag zur Berufsgeschichte der Pflege. Frankfurt a.M.: Mabuse-Verlag.

Tourangeau, A. E., Doran, D. M., McGillis Hall, L., Pallas, L. O., Pringle, D., Tu, J. V., Cranley, L. A. (2007). Impact of hospital nursing care on 30-day mortality for acute medical patients. JAN Leading Global Nursing Research, 57(1), 32–44.

Tschupke, S. (2019). Zielgruppenkonstrukte und Angebotsprofile pflegebezogener Studiengänge für beruflich qualifizierte Pflegefachpersonen – Eine Programmanalyse – (Dissertation). Universität Bielefeld, Bielefeld.

Utermann, K. (1971). Zum Problem der Professionalisierung in der Industriegesellschaft. In
H.-U. Otto & K. Utermann (Hrsg.), Sozialarbeit als Beruf. Auf dem Weg zur Professionalisierung? (S. 13–30). München: Juventa.

VdPB – Vereinigung der Pflegenden in Bayern (2021). Über die VdPB. Abgerufen am
26.07.2021 von https://www.vdpb-bayern.de/ueber-die-vdpb/

Veit, A. (2004). Professionelles Handeln als Mittel zur Bewältigung des Theorie-
Praxis-Problems in der Krankenpflege (Dissertation). Friedrich-Alexander-Universität
Erlangen-Nürnberg, Erlangen-Nürnberg.

ver.di (2021). Entlastung durch mehr Personal im Krankenhaus. Bündnis Krankenhaus statt
Fabrik. Aktiven-Tagung 5. Juni 2021. Abgerufen am 12.12.2021 von https://www.kra
nkenhaus-statt-fab-rik.de/index.php?get=download&cfilename=BRwTBQoFUFcdCwB
RCANfVFQsLxggNXBYRlBGBldHCAMUHQM0MQVDWEFRXxNmeiAGPgQBC
UgaVVU%3D

Vincentz Network (2020). Pflegeforscher: „Wir sind ein pflegewissenschaftliches Entwicklungsland". Abgerufen am 12.12.2021 von https://www.altenpflege-online.net/artikel/arc
hiv/pflegeforscher-wir-sind-ein-pflegewissenschaftliches-entwicklungsland

Vogd, W. (2002): Professionalisierungsschub oder Auflösung ärztlicher Autonomie. Die
Bedeutung von Evidence Based Medicine und der neuen funktionalen Eliten in der Medizin aus system- und interaktionstheoretischer Perspektive. Zeitschrift für Soziologie,
31(4), 294–315.

Vogel, A. (2000). Die Professionalisierung soziologischer Beratung. Sozialwissenschaften
und Berufspraxis, 23(4), 323–337.

Vogel, T. & Dammer, K.-H. (2015). Fragen zur Aktualität Kritischer Theorie – Eine Einleitung. In K.-H. Dammer, T. Vogel, H. Wehr (Hrsg.), Zur Aktualität der Kritischen Theorie
für die Pädagogik (S. 1–12). Wiesbaden: Springer VS.

Walker, C. C. (2021). Care homes: why investment firms can be bad owners. Abgerufen
am 12.12.2021 von https://theconversation.com/care-homes-why-investment-firms-can-
be-bad-owners-158492

Weber, H. (2000). Pflege auf dem Professionalisierungsweg: Die Rolle der Pflegenden zwischen Bildungsanspruch und Praxisalltag. PR-Internet, 2, 37-45.

Weidner & Kratz (2012). Eine zukunftsorientierte Pflegebildung? Anmerkungen zur Weiterentwicklung der Pflegeberufe. Berufsbildung in Wissenschaft und Praxis, 41(6), 11–15.

Weidner, F. & Isfort, M. (2007). Pflege-Thermometer 2007. Eine bundesweite repräsentative
Befragung zur Situation und zum Leistungsspektrum des Pflegepersonals sowie zur Patientensicherheit im Krankenhaus [E-Book]. Abgerufen von https://www.dip.de/fileadmin/
data/pdf/material/Pflege-Thermometer2007.pdf am 12.07.2021.

Weidner, F. (2015). Der große Bluff der Kammergegner. Die Schwester Der Pfleger, 54(10),
71-73.

Weidner, F. (2019). Vorbehaltsaufgaben für die professionelle Pflege. Das Pflegeberufegesetz
regelt die Verantwortung für den Pflegeprozess neu. PflegeLeben, 2, 6–11.

Weidner, F. (2020). Professionelle Pflegepraxis und Gesundheitsförderung. Eine empirische
Untersuchung über Voraussetzungen und Perspektiven des beruflichen Handelns in der
Krankenpflege. 4. Aufl., Frankfurt a.M.: Mabuse-Verlag.

Weinmann, O. (2021). Pflegedidaktik zwischen Anspruch und Wirklichkeit. Die Coolout-Theorie und ihre Bedeutung für die Unterrichtslehre. Frankfurt a.M.: Mabuse-Verlag.

Wittneben, K. (2003). Pflegekonzepte in der Weiterbildung für Pflegelehrerinnen und Pflegelehrer. Leitlinien einer kritisch-konstruktiven Pflegelernfelddidaktik. 5. Aufl., Frankfurt a.M.: Peter Lang.

Wolf, J. & Vogd, W. (2018). Professionalisierung der Pflege, Deprofessionalisierung der Ärzte oder vice versa? Überlegungen zu organisationalen und gesellschaftlichen Rahmenbedingungen professionellen Handelns. In S. Müller-Hermann, R. Becker-Lenz, S. Busse, G. Ehlert (Hrsg.), Professionskulturen – Charakteristika unterschiedlicher professioneller Praxen, Edition Professions- und Professionalisierungsforschung Band 10 (S. 151–173). Wiesbaden: Springer VS.

WR – Wissenschaftsrat (2012). Empfehlungen zu hochschulischen Qualifikationen für das Gesundheitswesen [E-Book]. Abgerufen von https://www.wissenschaftsrat.de/download/archiv/2411-12.pdf?__blob=publicationFile&v=1 am 25.07.2021.

Yon, Y., Ramiro-Gonzalez, M., Mikton, C. R., Huber, M., Sethi, D. (2019). The prevalence of elder abuse in institutional settings: a systematic review and meta-analysis. Euro-pean journal of public health, 29(1), 58–67.

Zander, B. & Busse, R. (2017). Die aktuelle Situation der stationären Krankenpflege in Deutschland. In P. Bechtel, I. Smerdka-Arhelger, K. Lipp (Hrsg.), Pflege im Wandel gestalten – Eine Führungsaufgabe. Lösungsansätze, Strategien, Chancen (S. 125–137). 2. Aufl., Berlin, Heidelberg: Springer.

Zegelin, A. (2020). Warum Berufsstolz so wichtig ist. Weiterentwicklung der Pflegeberufe. Die Schwester Der Pfleger, 59(8), 4–7.

Zergiebel, D. (2015). Pflegeverbände. Akteure für die Pflege. JuKiP – Fachmagazin für Gesundheits- und Kinderkrankenpflege, 4(4), 169–176.

Zeuner, H. A. (2021). Physician Assistant: Verstärkung für das interprofessionelle Team – ein Gewinn für die medizinische Versorgung unserer Gesellschaft. Die Schwester Der Pfleger, 60(7), 190.

Zierer, K. (2009). Eklektik in der Pädagogik. Grundzüge einer gängigen Methode. Zeitschrift für Pädagogik, 55(6), 928–944.

Zimmermann, M. & Peters, T. (2021). Vom Pfexit zum Reflective Practitioner. Pflegezeitschrift, 74(6), 10–13. Doi: https://doi.org/10.1007/s41906-021-1049-z

Printed in the United States
by Baker & Taylor Publisher Services